CONTRIBUTION A L'ÉTUDE

DE

L'HYPERTROPHIE DU CŒUR

ET DE L'ARTÉRIO-SCLÉROSE

DANS LES

MALADIES DE L'APPAREIL URINAIRE

PAR

Le Docteur Albert THOUVENET

Ancien interne provisoire des Hôpitaux de Paris

PARIS

G. STEINHEIL, ÉDITEUR

2, RUE CASIMIR-DELAVIGNE,

1888

CONTRIBUTION A L'ÉTUDE

DE

L'HYPERTROPHIE DU CŒUR ET DE L'ARTÉRIO-SCLÉROSE

DANS LES

MALADIES DE L'APPAREIL URINAIRE

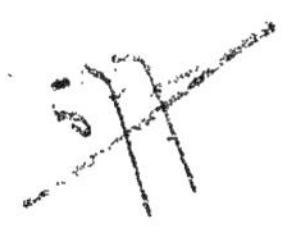

IMPRIMERIE LEMALE ET Cie, HAVRE

CONTRIBUTION A L'ÉTUDE

DE

L'HYPERTROPHIE DU CŒUR

ET DE L'ARTÉRIO-SCLÉROSE

DANS LES

MALADIES DE L'APPAREIL URINAIRE

PAR

Le Docteur Albert THOUVENET

Ancien interne provisoire des Hôpitaux de Paris

PARIS

G. STEINHEIL, ÉDITEUR

2, RUE CASIMIR-DELAVIGNE,

1888

CONTRIBUTION A L'ÉTUDE

DE

L'HYPERTROPHIE DU CŒUR ET DE L'ARTÉRIO-SCLÉROSE

DANS LES

MALADIES DE L'APPAREIL URINAIRE

INTRODUCTION

A l'autopsie de sujets morts d'affections de l'appareil urinaire, nous avons constaté, après bien d'autres, qu'aux lésions de cet appareil se joignait souvent l'hypertrophie du ventricule gauche du cœur. Nous l'avons rencontrée dans le cancer de l'utérus et le cancer primitif de la vessie ayant déterminé par compression ou propagation aux uretères une hydronéphrose double; dans la tuberculose primitive et la dégénérescence kystique des reins, enfin dans la pyélo-néphrite suppurée. Autour des faits qui nous sont personnels et dont nous ne rapporterons que ceux qui sont à l'abri de toute contestation, nous avons groupé nombre d'observations semblables et même de nouvelles telles que : calculs des uretères, hypertrophie de la prostate, rétrécissements de l'urèthre, etc., avec hypertrophie du cœur. Nous ne parlons que pour mémoire de la néphrite interstitielle chronique où l'hypertrophie du cœur est la règle et de la néphrite parenchymateuse subaiguë où elle est loin d'être rare.

Le fait de l'augmentation de volume du ventricule gauche dans des affections si variées des reins nous a frappé et nous nous sommes demandé si, pour tous ces cas, y compris la néphrite interstitielle, on ne devait pas invoquer une cause unique.

Depuis Bright, pour expliquer l'altération de l'appareil circulatoire dans la *néphrite interstitielle chronique*, bien des théories ont été émises. Aucune n'a encore prévalu d'une façon définitive ; cependant une d'elles, qui rapporterait la cause première de tout le mal à l'artério-sclérose est, actuellement, en voie de fortune. Mais, puisque l'hypertrophie du cœur n'est pas seulement l'apanage de la néphrite interstitielle chronique et qu'on la trouve, ce qui aujourd'hui est hors de doute, dans diverses affections des reins avec ses mêmes caractères, n'est-il pas logique de chercher sa raison d'être dans toutes ces maladies, sans exception, en dehors de l'artério-sclérose qui ne l'explique que dans le petit rein contracté ?

Il est vrai que, par suite des lésions athéromateuses généralisées et primitives des artères, le cœur doit s'hypertrophier et s'hypertrophie effectivement ; que le rein nourri par des artères malades le sera insuffisamment et que des lésions interstitielles seront le résultat de ce trouble apporté dans sa nutrition, qui s'ajoute encore à l'irritation causée par l'inflammation chronique des artérioles. Mais dans l'athérome, même arrivé à son dernier degré, trouve-t-on ces hypertrophies énormes *du ventricule gauche* qui caractérisent la néphrite interstitielle chronique? Et s'il est vrai que simultanément on constate des lésions interstitielles dans le rein, on ne rencontre pas cependant *le petit rein contracté type*.

Ce qui fait qu'on a rangé à part, dans le groupe des affections des reins avec hypertrophie du cœur, la néphrite interstitielle chronique, c'est que, dans cette maladie, les artères sont le plus souvent atteintes manifestement, à différents degrés, d'artério-sclérose. Cette altération des vaisseaux est-elle nécessaire et exclusive à la néphrite interstitielle chronique? Nous ne le pensons pas et nous apporterons des faits à l'appui de notre dire.

Il est des cas de néphrite interstitielle chronique où il n'y a pas d'altération artérielle ; et, par contre on peut rencontrer l'artério-sclérose dans d'autres affections de l'appareil urinaire avec gros cœur. Dans l'hydronéphrose double, par exemple, affection où l'on constate fréquemment l'hypertrophie du ventricule gauche et où il est difficile de ne pas admettre que l'augmentation du volume du cœur est subordonnée à la lésion rénale, on rencontre quelquefois les artères malades.

C'est un trouble apporté dans la circulation du sang qui a causé, apparemment, et l'hypertrophie du cœur et l'altération des vaisseaux. Car, pas plus qu'on ne doit séparer le cœur et les vaisseaux dans l'acte physiologique de la circulation, pas plus on ne peut supposer qu'un trouble général de la circulation du sang puisse léser le cœur sans frapper les vaisseaux. C'est là un des points principaux que nous avons cherché à établir dans ce travail, et, par la suite, on verra que dans deux cas d'hydronéphrose double avec hypertrophie du cœur où nous avons fait l'examen histologique des vaisseaux, nous avons trouvé les artérioles malades. Ces lésions étaient moins avancées que celles que l'on constate habituellement dans la néphrite interstitielle chronique, mais elles étaient de même nature.

Ainsi l'hypertrophie du ventricule gauche et l'altération des vaisseaux artériels, tant dans la néphrite interstitielle chronique que dans les autres affections de l'appareil urinaire avec modification du cœur, seraient e fait d'un trouble dans la sécrétion rénale déterminant l'augmentation de la tension sanguine.

Nos recherches et nos observations sont encore trop peu nombreuses pour nous permettre d'en tirer des conclusions formelles, mais, peut-être, sont-elles suffisantes pour nous autoriser à les énoncer.

Nous ne nous dissimulons pas toutes les critiques que peut encourir la thèse que nous présentons. Elle a pour elle encore bien peu, contre elle une masse de travaux. Et si nous osons la soutenir c'est qu'elle pourra peut-être ne pas paraître invraisemblable et surtout, c'est que nous sommes convaincu, d'après nos quelques recherches, que si elle n'est pas vraie pour tous les cas elle l'est pour beaucoup.

Les travaux qui se rapportent à notre sujet sont en nombre infini, c'est là notre excuse aux lacunes qui ne peuvent manquer d'exister dans notre travail.

Nous l'avons divisé en deux parties. La première comprend cinq chapitres :

Chapitre I. — *Rapide historique de la question de l'hypertrophie du cœur dans les affections de l'appareil urinaire et exposé succinct des différentes théories* qui l'expliquent.

Chapitre II. — *Pathogénie du mal de Bright.* Tendant à établir que dans la majorité des cas l'épithélium est le premier lésé et qu'il s'ensuit tout au début un trouble dans la sécrétion urinaire, qui détermine, par élimination incomplète de la masse liquide du sang, une augmentation de la tension artérielle.

Chapitre III. — *Physiologie pathologique.*

Chapitre IV. — Quelques *considérations d'anatomie pathologique* au sujet de *l'hypertrophie du cœur* et de *l'altération des artères* dans les affections de *l'appareil urinaire.*

Chapitre V. — *Conditions favorables et nécessaires pour que l'hypertrophie du cœur se produise dans les affections de l'appareil urinaire.*

La deuxième partie comprendra les observations que nous avons recueillies nous-mêmes, et un assez grand nombre de celles qui ont été rapp ortées dans différense publications; suffisant, nous le pensons, à démontrer qu'en dehors de la néphrite interstitielle chronique, l'hypertrophie du cœur existe assez fréquemment dans les autres affections des reins.

Nous tenons, avant d'entrer dans l'étude de notre sujet, à remercier M. le professeur Potain, qui nous a fait l'honneur d'accepter la présidence de notre thèse.

Que nos autres maîtres dans les hôpitaux, MM. les professeurs Peter et Richet et MM. Pozzi, Mesnet, Roques, Brissaud, Faisans, Merklen, Brault, Balzer, Horteloup, Labadie-Lagrave, recoivent ici l'expression de toute notre reconnaissance pour la bienveillance et les savants conseils qu'ils n'ont cessé de nous prodiguer.

CHAPITRE PREMIER

HISTORIQUE. — THÉORIES. — EXPÉRIENCES

En même temps que Bright faisait connaître que l'anasarque et l'albuminurie étaient sous la dépendance d'une lésion des reins, il signalait la fréquence de l'hypertrophie du cœur, sans altération valvulaire, dans la néphrite interstitielle chronique. Bientôt les statistiques de Bergson, et les travaux de Traube mirent ce fait hors de doute.

Quel lien rattachait l'hypertrophie du ventricule à la néphrite ? Tel était, alors, le problème qui se posait. Pour le résoudre les théories n'ont pas manqué ; nous allons rapidement passer en revue les principales. Elles sont clairement exposées et discutées dans la thèse de M. Weill à laquelle nous avons beaucoup emprunté.

« On ne peut, dit M. le professeur Potain, pour expliquer les relations constantes de l'hypertrophie du cœur dans la néphrite interstitielle, que faire trois suppositions :

« 1° Que l'affection cardiaque est primitive, l'affection rénale secondaire.

« 2° Que la lésion rénale est l'origine de l'affection du cœur.

« 3° Que l'une et l'autre affection ont une cause commune. »

Toutes ces suppositions ont été faites et soutenues avec plus ou moins de vraisemblance par leurs auteurs.

Pour apporter un peu d'ordre dans l'énumération de ces nombreuses théories, à l'exemple de M. Weill nous les diviserons en celles qui se basent :

1° Sur l'altération primitive du sang : *Théorie hématique.*

2° Sur le rôle prépondérant des vaisseaux ou du cœur : *Théorie vasculaire.*

3° Sur un trouble nerveux d'ordre réflexe parti du rein et agissant sur le cœur : *Théorie vitale.*

Les travaux de Traube, Kelsch, ont démontré qu'on devait séparer au point de vue clinique et anatomopathologique le rein cardiaque du rein granuleux. Il en résulte que la théorie soutenue par Rayer, Reinhardt, Bamberger, Bergson, qui faisait dépendre la lésion du rein de l'hypertrophie du cœur, n'a plus sa raison d'être.

I. Théorie hématique. — Pour *Bright* l'hypertrophie du cœur serait la conséquence de la rétention dans le sang des principes excrémentitiels et en particulier de l'urée. Ces principes exerceraient une influence soit directement sur le cœur en surexcitant le myocarde qui se contracterait avec plus d'énergie, soit indirectement en augmentant la difficulté de la circulation dans les capillaires. Dans ces deux cas il y aurait élévation de la tension sanguine et hypertrophie du ventricule gauche.

Gordon conclut de ses analyses sur le sang des Brightiques que ce dernier est plus fluide, contient moins d'albumine et de globules rouges et que, par contre, les globules blancs sont très abondants. Le sang ainsi modifié, circulerait difficilement dans les petits vaisseaux et nécessiterait de la part du cœur un effort continu qui entraînerait son hypertrophie.

Mohammed attribue à l'altération du sang la plupart des albuminuries. Il en résulte un trouble profond dans la nutrition générale et un resserrement irritatif des petits vaisseaux, comme dans le frisson fébrile, qui produit une élévation de la tension artérielle.

Johnson pense que le sang, qui contient des principes excrémentitiels, surexcite le centre vaso-moteur qui fait contracter les petits vaisseaux d'une façon permanente. Il s'ensuivrait une hypertrophie de la couche musculaire des petites artères. Quant à l'augmentation de volume du ventricule gauche, il serait le fait de la résistance opposée à l'onde sanguine dans ces petits vaisseaux resserrés.

Senator comme les auteurs précédents base sa théorie sur une dyscrasie préalable du sang. Le cœur, le *premier* et le *seul*, est influencé par ce sang vicié et s'hypertrophie. C'est alors seulement qu'il agit sur le système artériel. Par la violence de ses contractions il distend et ébranle à chaque systole les parois des vaisseaux. La couche musculaire des artères réagit en s'hypertrophiant, mais bientôt, par suite d'un travail exagéré et persistant, elle devient scléreuse.

II. Théorie vasculaire. — Pour *Gull* et *Sutton* une diathèse fibreuse atteint, primitivement, tous les petits vaisseaux, qui à leur tour déterminent et la lésion du rein par dystrophie, et l'hypertrophie du cœur par la perte de leur élasticité.

La théorie de MM. *Debove* et *Letulle* se rapproche de la précédente, mais ces auteurs éloignent l'idée que le cœur peut être influencé par une action mécanique. Pour eux la diathèse fibreuse frappe simultanément les vaisseaux et le cœur.

Théorie de Traube. — Dans sa thèse d'agrégation (1878), M. Pitres présente la théorie de Traube en ces termes :

« 1° A la dernière période du mal de Bright un grand nombre de capillaires et d'artérioles sont détruits dans le rein, le champ circulatoire se trouve ainsi diminué et la tension augmente dans le système aortique, qui contient la même quantité de sang dans un espace moins volumineux.

« 2° A ce même moment, le rein en partie détruit

devient insuffisant pour remplir ses fonctions d'élimination, le sang reste surchargé d'une certaine quantité d'eau, que les glandes, autres que le rein, ne peuvent suffire à expulser, et la masse sanguine déjà trop à l'étroit dans un système vasculaire rétréci se trouve encore augmentée, ce qui exagère la tension intra-artérielle.

« 3° L'hypertrophie du cœur résulte de cet excès de tension et de l'activité exagérée qu'il est obligé de déployer pour lutter contre elle. »

III. — Théorie vitale. — *Zalewski* et *Oscar Weitling* subordonnent l'hypertrophie du cœur à une névrose réflexe de cet organe développée par suite de la maladie rénale.

M. le professeur Potain émet l'idée que de même que le foie et l'intestin, le rein pourrait bien être le point de départ d'un réflexe qui influencerait le système circulatoire et le volume du cœur. Son élève, M. Foubert, dans une thèse récente, dit à propos de la distension du ventricule gauche dans le mal de Bright par excès de tension : « L'augmentation de surface du cœur disparaît lentement et il est à croire qu'elle n'arrive pas à disparaître complètement et que c'est par ce procédé que s'établit peu à peu par poussées successives l'hypertrophie cardiaque du mal de Bright. »

Presque toutes ces théories ont été construites pour s'adapter à l'hypertrophie du cœur dans la néphrite interstitiellle chronique. Pendant longtemps, en effet, on a cru que les autres affections du rein n'influençaient pas le cœur. On tirait même de ce fait un argument contre ceux qui subordonnent la lésion cardiaque à la lésion rénale. Aussi, en 1878, M. Rendu dans sa thèse d'agrégation a développé cet argument.

Depuis, dans les autres formes du mal de Bright on a relaté assez souvent l'hypertrophie du ventricule gauche.

En 1875, dans une communication faite à la Société médicale des hôpitaux, M. le professeur Potain rapportait deux observations d'hypertrophie du cœur dans des lésions des reins autres que le mal de Bright.

Elles provenaient de sujets atteints l'un de rétrécissement de l'urèthre avec cystite purulente et dilatation des uretères, l'autre d'hypertrophie de la prostate.

M. Straus, en 1882, publiait dans les Archives de médecine un mémoire intitulé : *Des lésions rénales dans leur rapport avec l'hypertrophie cardiaque,* il y joignait deux observations de cancer de l'utérus avec hypertrophie du cœur.

Ce même travail donnait le résultat positif de ses expériences sur le cobaye, qui démontrent que la suppression d'un rein entraîne l'augmentation de volume du cœur.

A peu près à la même époque, M. Weill rapportait dans sa thèse *vingt* observations de lésions variées des reins, ayant déterminé *six* fois une hypertrophie très manifeste du cœur.

Enfin, en 1883, Artaud faisait paraître un mémoire dans la Revue de médecine, qui complétait celui de M. Straus et où étaient consignées de nouvelles observations.

Depuis l'époque où l'attention des anatomo-pathologistes a été attirée sur ce sujet, on a publié de nombreuses observations ayant rapport à des faits de même ordre. Nous réunirons les plus importantes dans la dernière partie de ce travail.

On a tenté par l'expérimentation d'éclairer la pathologie. Des expériences ont été instituées pour montrer comment, dans les lésions du rein, se comportait le cœur. On a procédé :

1° Par ablation du rein ;

2° Par compression exercée sur les artères rénales et des ligatures permanentes ;

3° Par ligature d'un uretère.

Le premier, *Simon*, fit l'ablation des reins chez trois chiens et constata au bout d'un certain temps l'hypertrophie du rein laissé en place, mais pas d'augmentation du ventricule gauche.

Rosenstein conclut de ses expériences sur le chien et le lapin, qu'à la suite de l'extirpation d'un rein on n'observe aucune modification du cœur.

Gudden (de Munich), en 1876, fait l'extirpation du rein chez des lapins nouveau-nés et les sacrifie une fois la croissance terminée, il ne constate aucune différence entre le cœur de ces lapins et celui de lapins de même âge et de même taille.

Grawitz et Israël produisent sur des animaux une néphrite, qui d'abord est parenchymateuse puis atrophique, par le pincement des artères rénales continué pendant une heure et demie. Dans d'autres séries d'expériences, ils extirpent le rein ou font la ligature d'un uretère. Il résulte de toutes leurs expériences que chez les animaux jeunes le cœur ne varie pas, mais que le rein qui est sain s'hypertrophie. Chez les sujets adultes il y a hypertrophie du ventricule gauche.

Lewinski, en 1881, a confirmé ces dernières expériences.

M. *Straus* a fait la ligature de l'uretère chez des cobayes et a constaté que le cœur s'hypertrophiait toujours. Cet expérimentateur n'a pas pu vérifier le fait de Grawitz et Israël : que l'hypertrophie cardiaque ferait défaut chez les jeunes animaux.

Dans toutes ces expériences on n'a pas noté de modifications marquées des artères, ce qui n'a pas lieu d'étonner, étant donné la longueur du temps nécessaire et la difficulté à produire, chez les animaux, des lésions artérielles. Une fois, cependant M. Israël a observé chez un lapin qui succomba 9 mois après une opération faite sur le rein, une endaortite consécutive à une atrophie rénale double. A l'autopsie on trouva une néphrite double et une hypertrophie cardiaque. L'aorte était rigide par suite de dépôts calcaires dans sa membrane interne et dans sa tunique moyenne.

Ce fait présente un grand intérêt au point de vue de la théorie que nous soutenons, qui fait dépendre la lésion des artères et l'hypertrophie du cœur, de l'affection rénale par augmentation de la tension artérielle.

Nous aurions voulu instituer des expériences pour vérifier et compléter cette observation, mais le temps nous a manqué ; par la suite nous nous proposons de poursuivre ces faits d'un si haut intérêt.

CHAPITRE II

PATHOGÉNIE DU MAL DE BRIGHT

Nous croyons utile, au début de ce travail, de donner un résumé rapide de l'état actuel des recherches sur la pathogénie du mal de Bright. On appréciera l'importance que nous attachons à cette question lorsqu'on saura que sa solution doit entraîner ou la probabilité ou la ruine de plusieurs des idées que nous développerons par la suite.

Si nous ne traitons pas de toute la pathogénie des néphrites, travail du reste trop considérable et étranger à notre sujet, c'est qu'on trouvera cette question parfaitement développée par M. Gaucher dans sa thèse d'agrégation.

Nous ne comprenons dans notre étude que les maladies des reins accompagnées d'hypertrophie du cœur. On sait alors combien est rare cette complication dans les affections inflammatoires aiguës des reins qui ne rentrent pas dans le mal de Bright. Et encore n'admet-on pas, presque sans conteste, ce que nous voulons établir, que la cellule épithéliale est primitivement malade dans ces variétés de néphrite (néphrites infectieuses toxiques, goutteuses, parasitaires)?

Quant aux autres affections des reins, telles que: hydronéphrose, dégénérescence kystique, tubercules, tumeurs, calculs, il nous suffira de les nommer pour faire comprendre que toutes elles tendent à détruire le parenchyme du rein et à restreindre ainsi la surface sécrétante.

Actuellement, le fait important pour nous est de savoir si, dans le mal de Bright c'est l'élément épithélial ou l'élément vasculaire qui est le premier atteint par l'agent morbide.

Tous deux sont lésés à des degrés variables, suivant l'âge de la maladie, c'est chose certaine; mais, malgré les nombreuses et savantes recherches qui, depuis Bright, n'ont cessé d'occuper les anatomo-pathologistes on n'est pas encore en mesure de trancher définitivement la question de priorité.

Le mal de Bright renferme des états morbides bien différents: le *gros rein blanc* et le *rein contracté.* Cette dissemblance si frappante dans les deux formes les a fait considérer tantôt comme deux états plus ou moins avancés du même mal (Bright, Rayer, Virchow, Frerichs, Reinhardt), tantôt comme appartenant à deux maladies distinctes (Todd, Wills, Johnson, Dickinson, Granger, Stewart, Traube, Lancereaux).

Aujourd'hui, après avoir éliminé du mal de Bright la néphrite aiguë, que l'on considérait comme son premier stade, et avoir rangé tous ces processus aigus sous la dénomination de néphrites *parenchymateuses aiguës*, on en est arrivé à créer la théorie des néphrites diffuses. Ces dernières comprennent le gros rein blanc et le petit rein contracté.

Il peut paraître étonnant au premier abord qu'une même maladie se manifeste sous deux formes aussi éloignées l'une de l'autre. M. Labadie-Lagrave en donne l'explication suivante :

Dans un cas (gros rein blanc) l'individu est épuisé, placé dans de mauvaises conditions hygiéniques. Alors les lésions épithéliales, d'inflammatoires qu'elles étaient au début prennent le caractère dystrophique. « De là l'aspect du rein, qui est d'un blanc sale, parce que l'épithélium est dégénéré dans la couche corticale exsangue qui est tuméfiée parce que le rein est envahi par l'anasarque, conséquence de la rétention de l'eau dans le sang, de l'insuffisance du muscle cardiaque et de l'état de dénutrition des parois des vaisseaux qui nous explique aussi l'abondance de l'albumine. »

Si, au contraire, l'individu est robuste résistant, la lésion rénale qui a débuté par l'épithélium va passer à l'état chronique et envahir le tissu interstitiel. Alors « parallèlement à l'étouffement des glomérules et des tubuli par la néoplasie conjonctive, on voit se développer une hypertrophie du ventricule gauche qui maintient la sécrétion urinaire à son niveau physiologique et même au-dessus. Aussi la lésion rénale malgré son évolution progressive demeure latente jusqu'à une époque où les reins sont dans un état atrophique très avancé ».

Le rein granuleux est-il toujours le dernier terme de ce processus allant de l'épithélium aux autres tissus constituant le rein? Ne doit-on pas admettre une néphrite primitivement interstitielle? A ce sujet la science n'est pas définitivement fixée. Cependant un grand nombre de pathologistes admettent qu'il existe incontestablement une néphrite d'origine vasculaire et conjonctive qui secondairement entraînerait la lésion de l'élément sécréteur du rein.

Pour le gros rein blanc, personne ne met en doute que l'épithélium est le premier lésé et que son altération l'emporte toujours sur celle du tissu conjonctif et des vaisseaux. La recherche des causes qui agissent sur le rein pour déterminer la néphrite pourra peut-être éclairer un peu la question en montrant quel est l'élément du rein qui est le plus directement influencé par l'agent morbigène. Différentes causes sont incriminées. Tantôt ce serait le *reliquat d'une maladie infectieuse antérieure* (Gaucher) qui a déterminé une néphrite qui d'aiguë passe peu à peu à l'état chronique.

Tantôt elle résulterait de l'irritation prolongée par un agent infectieux, exemple : syphilis, tuberculose. Semmola trouve l'agent pathogène dans une altération chimico-moléculaire des albuminoïdes du sang qui les rend inassimilables et leur élimination prolongée par le filtre rénal déterminerait son altération. A l'appui de sa théorie, il arrive à produire de *vrais gros reins blancs* chez un chien, en injectant un gramme par jour d'albumine pour un kilogramme du poids de l'animal.

Enfin M. Gaucher pense que les substances toxiques que nous absorbons avec les aliments falsifiés et les boissons frelatées, que les agents toxiques que nou produisons en nous, *ptomaïnes, leucomaïnes*, sont suffisants pour engendrer, dans certains cas, la maladie rénale.

Comme on le voit, toutes les causes que nous venons d'énumérer agissent directement sur l'épithélium qui est chargé d'éliminer, de notre organisme, les substances toxiques ou inassimilables contenues dans le sang.

Arrivés à l'étude de la *sclérose et atrophie* rénale, nous nous trouvons en présence de deux partis bien distincts : l'un, qui veut que l'altération débute par le système artériel et rayonne de là dans le tissu conjonctif et épithélial, l'autre qui croit à la lésion primitive de l'élément sécréteur.

Güll et *Sutton* ont trouvé dans les parois des artérioles une formation fibroïde (*hyalin fibroid formation*), l'*arterio-fibrose* comme ils l'ont appelée. Cette hypertrophie de la gaine adventice des artérioles de l'organisme, serait le point de départ de la sclérose du tissu conjonctif avoisinant qui en se rétractant déterminerait l'atrophie de l'organe.

Kelsch soutient que la sclérose de la tunique adventice est consécutive à une endartérite oblitérante.

Leyden tout en admettant la dégénération hyaline de Gull et Sutton, fait jouer le plus grand rôle à l'endartérite.

Lancereaux a montré que dans la néphrite interstitielle, l'athérome des artères rénales était la règle.

H. Martin admet une endartérite oblitérante progressive qui débuterait dans les premières années de l'existence et se localiserait surtout dans les artérioles là où la circulation et la fonction sont très actives, comme dans le rein. L'atrophie des éléments nobles de l'organe et le développement du tissu conjonctif seraient la conséquence de la diminution progressive de l'apport des matériaux nutritifs.

Pour *Duplaix* la sclérose rénale serait sous la dépendance d'une affection générale l'*artério-sclérose* qui commanderait à l'évolution du processus morbide dans l'intérieur des organes (rein, rate, cœur, etc.).

Debove et Letulle admettent de même une diathèse fibroïde qui frappe et les vaisseaux et le cœur.

Cornil et Ranvier, *Brault* reconnaissent également une origine vasculaire à la néphrite interstitielle chronique.

Voilà pour les partisans de la lésion vasculaire primitive dans la néphrite interstitielle type.

Passons maintenant aux défenseurs de la lésion épithéliale primitive.

D'après *Johnson*, l'atrophie du rein serait produite

par l'altération primaire de l'épithélium des canalicules urinaires. Ces derniers après avoir perdu leur revêtement épithélial reviendraient sur eux-mêmes. De ce fait le tissu cellulaire paraîtrait plus abondant tout en ne variant pas. Johnson a également décrit une altération des petits vaisseaux dans la néphrite interstitielle qui consisterait dans une hypertrophie de la tunique musculaire.

Galabin a signalé une lésion semblable.

Ewald reprenant ces recherches, a étudié surtout les petites artères de la protubérance provenant d'individus ayant succombé à la néphrite interstitielle.

Il a presque toujours noté un épaississement de la tunique moyenne des artérioles, dû à une hypertrophie des fibres musculaires.

Stonetschewsky a trouvé, lui aussi, un épaississement des petites artères de la pie-mère, mais il était produit non par des fibres musculaires, mais par des fibres conjonctives atrophiant en certains points l'élément contractile.

A ce propos faisons remarquer que l'hypertrophie de la couche musculaire des petites artères ne peut pas être une lésion primitive, elle est évidemment une lésion secondaire à un surcroît de fonction, comme l'hypertrophie du cœur dans cette même néphrite interstitielle. Et, suivant nous, si Stonetschewsky a vu l'élément conjonctif prédominant et étranglant les fibres musculaires, c'est que ses recherches ont porté sur des lésions arrivées à leur dernier stade, tandis que celles de ses prédécesseurs avaient été faites sur des vaisseaux provenant d'individus moins avancés dans leur néphrite interstitielle.

M. le professeur *Charcot* étudiant expérimentalement la néphrite interstitielle chez le cobaye, trouve que la lésion vasculaire n'est pas une lésion essentielle, au début du moins, car on ne la voit pas dans les premiers mois, alors même que la lésion scléreuse est très avancée. De même, chez l'homme il arrive quelquefois qu'on ne rencontre pas d'altération vasculaire dans une période avancée de la cirrhose rénale.

M. Charcot conclut de ces recherches anatomiques que dans la néphrite interstitielle au début il n'y a qu'un certain nombre de tubes urinifères affectés, et qu'ils le sont dans toute leur étendue. Leur épithélium glandulaire tend à se transformer en cellule de caractère embryonnaire et autour de ces tubes malades il se forme comme une enveloppe de tissu conjonctif hyperplasié. Ce savant maître se résume ainsi : « La néphrite interstitielle appartient anatomiquement au groupe des cirrhoses viscérales épithéliales dans lesquelles, *fait primitif:* altération irritative des épithéliums (retour des cellules vers l'état embryonnaire) ; *fait consécutif:* lésion conjonctive interstitielle ».

Ballet dans son étude sur le rein sénile établit que la néphrite interstitielle de l'adulte n'est, pas plus que celle du vieillard, une sclérose interstitielle. « Dans le rein sénile la néoformation conjonctive se dispose suivant le trajet des tubes, non suivant le trajet des artères. »

Weigert soutient la même opinion que M. le professeur Charcot. Le tissu conjonctif, suivant lui, ne se rencontrerait qu'autour des tubes urinifères dont l'épithélium est altéré.

Aufrecht admet que toute néphrite au début est parenchymateuse.

Pour M. *Lépine* les lésions épithéliales dans la néphrite interstitielle sont considérables et la cirrhose est toujours épithéliale. Il trouve, avec beaucoup de raison, qu'il y a plusieurs motifs pour que les cellules épithéliales soient plutôt affectées que l'élément conjonctif. Elles éliminent toutes les substances irritantes. Les recherches de MM. Charcot et Gombaut ont démontré que dans l'intoxication saturnine qui produit le type du petit rein contracté, c'est l'épithélium qui est primitivement lésé. Il en est de même dans le rein goutteux.

Les expériences de M. Aufrecht ont également fait voir que par la ligature de l'uretère on détermine une néphrite qui, dès les premiers jours, est parenchymateuse. Elle est produite par l'action irritante de l'urine en contact avec l'épithélium.

Après toutes ces dernières recherches que nous venons d'exposer, ne nous est-il pas permis de conclure que la néphrite interstitielle débute presque toujours par l'élément sécréteur du rein ? Si dans quelques cas les artérioles paraissent notablement altérées dès le début de l'affection, c'est que la même cause irritante qui a déterminé l'altération de l'élément noble peut bien avoir agi sur le système vasculaire. Dès lors sa lésion, sous l'influcnce de l'excès de tension et du travail inflammatoire qui s'opère dans le rein, doit apparaître de bonne heure. Nous verrons, par la suite, comment expliquer que le système artériel du rein est atteint plus profondément que les autres artères de l'économie.

Mais là, nous le répétons, n'est pas la lésion qui commande à toute la pathologie de la néphrite interstitielle. L'accident primitif, important, d'où dérivent tous les autres est l'altération de l épithélium du rein.

CHAPITRE III

PHYSIOLOGIE PATHOLOGIQUE

L'hypertrophie du ventricule gauche peut exister dans toutes les affections rénales soit primitives, soit secondaires à une lésion des voies d'excrétion de l'urine.

Les observations que nous avons pu recueillir sont aujourd'hui assez nombreuses et assez probantes pour mettre ce fait hors de doute. Mais tandis que dans certaines de ces maladies du rein l'hypertrophie du cœur et l'altération des vaisseaux sont la règle, dans d'autres, au contraire, on ne les rencontre qu'à titre d'exception. Nous dirons dans un chapitre spécial à quelles causes tiennent ces variations extrêmes. Pour nous une même cause, l'augmentation de la tension sanguine produit dans tous les cas l'hypertrophie du ventricule gauche et les lésions vasculaires. C'est ce que nous allons nous efforcer de démontrer en nous appuyant sur la physiologie pathologique tout d'abord, et ensuite sur l'anatomie pathologique.

Ne pouvant étendre notre travail à toute la physiologie pathologique des néphrites ou autres affections de l'appareil urinaire qui s'accompagnent d'hypertrophie du cœur, nous nous bornerons à exposer celle de la néphrite interstitielle chronique. C'est en effet cette maladie qui est le type le plus parfait des affections rénales avec hypertrophie du cœur. Du reste ce que nous dirons à propos d'elle pourra s'appliquer à toutes les autres.

La sécrétion urinaire se fait normalement dans une série de tubes partant chacun d'une capsule qui enveloppe un paquet vasculaire ou glomérule. Un épithélium revêt tout ce système, il est pavimenteux dans le glomérule et dans la branche descendante ; dans les canalicules contournés et la branche ascendante il est cunéiforme, granuleux, muni d'un noyau entouré de protaplasma disposé sous forme de bâtonnet. C'est cet épithélium qui va prendre au sang, apporté par les vaisseaux du glomérule, les matériaux dont il constituera l'urine. Il est à peu près démontré (Bowmann Heidenhain) que l'épithélium des tubes contournés a pour rôle d'extraire du sang les matériaux solides de l'urine. La masse liquide, elle, transsude dans le glomérule. C'est le paquet vasculaire de ce dernier qui, en effet, reçoit presque exclusivement l'effort de la tension sanguine, d'où il résulte, dans certaines circonstances, un affluxsi rapide et si considérable de liquide.

Le système nerveux sympathique a pour rôle de régler la fonction urinaire, en agissant sur les vaisseaux pour augmenter ou diminuer la pression sanguine et la vitesse du sang.

C'est exclusivement comme vaso-moteur que le *sympathique* agit sur le rein, qui n'est pas une glande au sens propre du mot, car il n'élimine que des produits préexistant dans le sang. De ce fait le rein n'a très probablement pas de nerfs sécréteurs, et toutes les variations dans la sécrétion urinaire peuvent être rapportées à des influences vaso-motrices.

Après ces quelques données succinctes d'anatomie et de physiologie nous allons passer à l'étude de la pathologie. Dans la néphrite interstitielle chronique, au début, un certain nombre de tubes urinifères sont affectés dans toute leur étendue (Charcot) et le glomérule est le plus malade. C'est ce dernier en effet qui serait le premier lésé. D'après Ribbert toute néphrite interstitielle débute par une néphrite des glomérules. Aufrecht se fondant sur l'observation clinique et sur ses expériences (action de faibles doses répétées de cantharidine sur le rein), admet que dans la néphrite interstitielle chronique le processus pathologique commence par une affection de l'épithélium du glomérule et de la capsule et qu'il s'étend graduellement à l'épithélium des canalicules flexueuses et à leurs parois. Nous insistons sur ce fait que c'est la partie des tubes urinifères qui sécrète la masse liquide, qui est la prèmière lésée; et nous en conclurons que le liquide qui n'est pas sécrété doit rester dans le sang, les autres glandes ne suppléant pas aux reins. La quantité d'urine devrait être diminuée d'autant et devrait diminuer proportionnellement au nombre des éléments sécréteurs atteints. Mais les faits cliniques nous enseignent que les malades atteints de néphrite interstitielle chronique sont polyuriques.

Comment interpréter ce phénomène?

Nous nous l'expliquons de la façon suivante : à côté des tubes qui ne sécrètent plus ou qui sécrètent moins par le fait de l'altération de leur épithélium et de l'obstruction de leur calibre par des cellules épithéliales desquamées ou par des produits pathologiques, il y a des tubes sains ou peu malades qui vont les suppléer.

D'après Bartels, la polyurie n'est pas un phénomène évident dès le début, et il y a un moment assez court, pour qu'il puisse souvent passer inaperçu, où il y a réellement diminution de la quantité des urines rendues. Durant cette période d'oligurie il y a augmentation de la masse sanguine par rétention de l'eau (Traube Bamberger). La tension sanguine va s'accroître d'autant et on trouvera réalisée l'expérience suivante : « Un chien chez lequel le sang de la carotide faisait équilibre à 15 centim. de mercure reçoit par injection dans ses vaisseaux 500 gr. de sang défibriné, la tension de la carotide s'élève immédiatement à 22 centimètres de mercure » (Béclard). Le fait inverse se produit si l'on soustrait du sang à l'animal.

Mohammed a démontré par une série de recherches

sphygmographiques qu'au début de la néphrite interstitielle, avant qu'elle ne se revèle par aucun symptôme appréciable, il y avait augmentation de la tension sanguine.

Dickinson et Thoma ont trouvé que la pression augmente dans les artères rénales au début de cette même affection.

Cliniquement, l'augmentation de tension du sang se traduit par des palpitations (Lecorché), des vertiges, des bourdonnements d'oreille, des épistaxis. Bartels dit qu'au début de la néphrite interstitielle chronique le pouls est extrêmement tendu et bondissant et Traube assure qu'on peut faire le diagnostic de la maladie du rein d'après ces caractères du pouls.

Avec les instruments perfectionnés que nous possédons actuellement, on arrivera bientôt à mesurer exacement la tension sanguine et à noter son augmentation dans tous les cas de néphrite interstitielle.

Ainsi il y a primitivement augmentation de la tention sanguine et cette augmentation est due à la rétention de la masse liquide du sang. Telle est, du moins, notre manière de voir ; et si nous l'avons acceptée c'est qu'elle explique bien toute la symptomatologie de la néphrite interstitielle et celle des autres affections de l'appareil urinaire avec hypertrophie du cœur. Ce n'est pas là, il est vrai, une raison bien suffisante, mais c'est celle qui s'adapte le mieux aux faits ; toutes les autres sont passibles de graves objections.

N'est-il pas prouvé que les substances extractives sont excrétées dans la néphrite interstitielle pendant très longtemps en quantité normale, et que dans les néphrites où l'on trouve rarement l'hypertrophie du cœur elles sont retenues anormalement dans le sang? Ce qui ruine la théorie chimique sous toutes ses formes.

Les altérations vasculaires, elles, peuvent manquer dans la néphrite interstitielle chronique, comme elles manquent toujours, au début, sauf accident dans les autres variétés des maladies des reins, et cependant, dans l'un et l'autre cas, il peut y avoir hypertrophie du cœur. Donc la lésion artérielle n'est pas nécessaire pour produire cette hypertrophie et l'on peut dire, que ce n'est pas le contenant qui diminue de capacité, mais bien le contenu qui augmente et détermine une élévation de la tension sanguine. On objecte à cette manière de voir que la proportion plus forte d'eau dans le sang, dans de certaines limites, bien entendu, serait suivie d'une altération considérable de ce liquide avec anasarque. Ce fait est loin d'être démontré. Chez les gens, par exemple, qui ingurgitent une grande quantité de liquide, en peu de temps, on observe à la suite de cette absorption rapide une élévation de la tension sanguine, qui se traduit par des palpitations, un pouls plein et fort et enfin par une diurèse abondante. Dans ce cas il n'y a pas d'infiltration du tissu cellulaire, quoiqu'il y ait augmentation de la proportion d'eau dans le sang.

Ajoutons que si l'équilibre se rétablit rapidement dans

la tension artérielle c'est grâce à la suractivité du cœur et des vaisseaux qui produisent en agissant sur le rein, une polyurie passagère. Mais, fait remarquable, cette suractivité du cœur et des vaisseaux ne se limite pas exactement à expulser la quantité de liquide qui est en trop dans le sang, elle dépasse le but et en élimine plus qu'il n'est besoin : d'où la sensation de la soif qui en dernier ressort rétablira définitivement l'équilibre. N'est-ce pas de la même manière que l'on doit expliquer la polyurie chez les sujets atteints de néphrite interstitielle? Chez ces malades la mesure est aussi dépassée et l'on a noté que ceux qui urinaient jusqu'à 3 et 4 litres d'urine dans les 24 heures buvaient en proportion.

Ainsi le cœur et les artères sont les premiers à ressentir cette augmentation dans la tension artérielle. Le cœur se dilatera tout d'abord, se contractera avec plus d'énergie pour vaincre l'excès de tension et faire progresser la colonne sanguine. Les artères qui aident si puissamment au cœur soit par leur élasticité qui transforme en mouvement continu le cours du sang, soit par leurs fibres musculaires qui règlent les circulations locales, vont fonctionner d'une façon exagérée. Les petites artères auront la plus grande part de travail : elles se contracteront avec énergie pour ne laisser arriver aux organes qu'elles desservent que la quantité de sang nécessaire à leur nutrition. Sans cela on conçoit que du fait de l'augmentation de la pression sanguine une quantité anormale de sang animé d'une plus grande vitesse et circulant dans les vaisseaux d'organes délicats comme les centres nerveux, par exemple, ne serait pas sans entraîner des désordres sérieux. Ainsi les petites artères à parois musculaires en diminuant par leur contraction leur calibre proportionnellement à la tension sanguine, préserveront les organes où elles se distribuent d'un afflux trop considérable de sang ; mais ce sera à leurs dépens, car les premières elles deviendront malades par ce surcroît d'action.

Quant aux artérioles du glomérule elles vont avoir à supporter une pression considérable, grâce à laquelle les tubes restés sains vont sécréter jusqu'à trois et même quatre litres d'urine dans les 24 heures. C'est par voie réflexe que s'établit cette sécrétion exagérée. Un réflexe parti du rein et né de ce besoin de surplus de fonction, va, par l'intermédiaire des vaso-dilatateurs, dilater les artérioles pour y faire circuler, dans un même temps, une quantité plus considérable de sang. Non seulement les artérioles du glomérule contiendront plus de sang, mais encore le sang y circulera avec une vitesse plus grande. Et cela parce que dans un certain nombre de glomérules correspondant aux tubuli malades, la circulation est ralentie ou même complètement abolie. C'est la réalisation de cette expérience, faite sur de grosses artères, mais qui n'en est pas moins applicable à notre cas pathologique et qui montre que si on lie, par exemple, une carotide la vitesse du sang est augmentée dans l'autre.

Aussi, grâce à la suractivité du cœur et des artères, l'urine continuera à être sécrétée, malgré la diminution du champ sécrétoire, en quantité aussi abondante et même plus abondante que normalement. A l'état de santé on observe encore, sous l'influence de causes variées telles que : ingestion d'une grande quantité de liquide, émotions vives, médicaments (digitale), une augmentation de la tension sanguine qui nécessite de la part de l'appareil circulatoire un effort pour produire une polyurie passagère qui rétablit l'équilibre. Mais cet effort n'est pas habituel, aussi n'entraînera-t-il pas l'hypertrophie du cœur et la sclérose des artères comme dans le cas de maladie du rein où la lésion persiste et va en s'aggravant lentement, mais progressivement. C'est donc pour maintenir l'équilibre dans la tension sanguine que le cœur et les artérioles s'hypertrophient. Mais à la longue, dans une maladie qui dure des années et qui va toujours en rétrécissant le champ sécrétoire et demandant par cela même toujours plus aux organes de la circulation, on conçoit que ces organes se fatiguent, s'altèrent et ne puissent plus suffire à leur tâche. C'est alors que le malade atteint de néphrite interstitielle succombe avec des symptômes d'urémie ou à un autre accident tel qu'une hémorrhagie. Que du reste, pour une cause ou pour une autre, dans le cours de l'affection, l'énergie du cœur soit affaiblie, on verra apparaître l'anasarque et les accidents urémiques.

Si dans la néphrite interstitielle les lésions anatomiques se produisent lentement, progressivement et ne se révèlent pendant longtemps par aucun trouble marqué de la santé, la raison en est que dans cette première étape de la maladie les lésions du rein en cours d'évolution sont facilement compensées et par les éléments de cet organe encore indemnes, et par le surcroît d'activité de la circulation. Mais à la longue cet ensemble pathologique aboutit au petit rein contracté, granuleux, lésion primitive ; à l'hypertrophie du cœur et à l'artério-sclérose : lésions secondaires.

Il y a d'autres affections du rein que la néphrite interstitielle chroniquequi entraînent l'hypertrophie du cœur ce sont : le mal de Bright subaigu, les tubercules et néoplasmes du rein, la dégénérescence kystique, l'oblitération des uretères par calculs, par compression dans le cancer de l'utérus, de la vessie ; l'hypertrophie de la prostate, les rétrécissements de l'urèthre.

Dans toutes ces affections l'hypertrophie du cœur est en tout semblable à celle observée dans la néphrite interstitielle chronique et il y a aussi lésion du système artériel. La seule différence qui existe est une différence de degré dans le processus pathologique.

Dans la néphrite interstitielle chronique les lésions du cœur et des vaisseaux ont accompli toute leur évolution, tandis que dans celles qui relèvent d'une autre affection rénale la mort est survenue à un moment où ces mêmes lésions étaient peu avancées.

On ne peut douter que dans toute cette dernière catégorie d'affections du rein l'hypertrophie du cœur et la lésion des vaisseaux ne soit secondaire. Pourquoi donc ne pas admettre que la néphrite interstitielle chronique, dans la plupart des cas, ne soit comme elles une affection qui primitivement entrave la sécrétion urinaire et secondairement produise les lésions de l'appareil circulatoire ?

CHAPITRE IV

QUELQUES CONSIDÉRATIONS D'ANATOMIE PATHOLOGIQUE

Nous n'avons pas la prétention, dans ce chapitre, d'exposer toute l'anatomie pathologique de la néphrite interstitielle chronique ; de l'hypertrophie du cœur, et de l'artério-sclérose concomitantes. Ce que nous voulons, c'est mettre en relief les lésions principales qui ont servi de base à nos conclusions, et en outre tenter d'expliquer leur raison d'être. Les quelques recherches histologiques, encore bien incomplètes, il est vrai, que nous avons faites sur le cœur hypertrophié et les vaisseaux de deux femmes mortes à la suite d'une hydronéphrose double, nous ont montré des lésions peu avancées, en cours d'évolution, dont nous avons cru saisir le point de départ. Elles nous serviront par leur simplicité même à expliquer les lésions complexes du cœur et des artères dans la néphrite interstitielle chronique, en nous donnant la marche du processus pathologique. Les lésions histologiques du rein dans la néphrite interstitielle chronique sont connues de tous, aussi en parlerons-nous peu. On localise aujourd'hui comme nous l'avons déjà dit, la lésion initiale dans le glomérule. Les artères glomérulaires sont épaissies, atteintes d'endopériartérite. Cette altération serait secondaire à l'inflammation interstitielle, d'après Conheim, Buhl, Rendfleisch, Sonthey, Ewald. Pour Wagner, Weigert elle est consécutive à la lésion de l'épithélium.

L'endartérite oblitérante serait au contraire primitive pour Cornil et Brault, H. Martin, Schülz, etc.

C'est autour des tubuli contorti que l'hypertrophie conjonctive est le plus accentuée.

En un mot on voit que c'est la partie active du rein qui est la première et la plus profondément malade.

L'hypertrophie du cœur dans la néphrite interstitielle chronique porte exclusivement sur le ventricule gauche, elle est concentrique. Cette augmentation de volume, souvent considérable, est-elle le résultat de l'hypertrophie de l'élément musculaire, ou bien est-elle sous la dépendance d'une diathèse fibreuse ? (Debove et Letulle). M. Labadie-Lagrave fait remarquer, avec raison, que cette dernière proposition est bien peu conforme avec les faits cliniques : l'augmentation d'énergie des contractions cardiaques, et l'élévation de la tension artérielle.

Ewald, qui constamment a trouvé l'hypertrophie du cœur dans la néphrite interstitielle chronique, remarque que l'altération des petits vaisseaux et la sclérose du myocarde fait souvent défaut. Donc les seules lésions que l'on rencontre toujours sont la néphrite et l'hypertrophie du cœur. Quant aux lésions des petits vaisseaux, il est logique de ne leur donner qu'un second rôle, puisque l'altération du rein et l'hypertrophie du cœur peuvent exister sans la leur propre.

Ne trouve-t-on pas encore souvent l'hypertrophie du ventricule gauche, en tout semblable à celle que l'on rencontre dans la néphrite chronique, dans d'autres affections des reins ? Et pourtant on ne peut, dans ces cas, invoquer la diathèse fibreuse. Nous admettrons donc que le cœur qui a eu à déployer plus de force, plus d'énergie, n'a pu suffire longtemps à sa tache que par l'hypertrophie de ses éléments contractiles.

A l'examen histologique du cœur de la néphrite interstitielle, on constate que les artérioles sont épaissies, sclérosées et qu'elles sont un centre d'où rayonne des travées conjonctives qui enserrent dans leurs mailles les fibres musculaires.

Ces lésions sont souvent peu accusées dans les parois du ventricule gauche, mais presque toujours elles sont plus accentuées là où elles débutent dans l'épaisseur des colonnes charnues de la valvule mitrale.

L'examen histologique que nous relatons dans notre observation n° 1 et qui a porté sur le cœur d'une femme morte d'une hydronéphrose double dans le cours d'un cancer de l'utérus, nous a montré que dans les parois du ventricule gauche très hypertrophié il n'existait aucune lésion scléreuse, les artérioles étaient, en certains points, simplement un peu épaissies. Dans les piliers de la grande valve mitrale au contraire les artérioles étaient manifestement atteintes d'endo-périartérite et étaient le point de départ de travées fibreuses, qui dissociaient les fibres musculaires. Dans ce même cas, l'examen des petites artères de la protubérance nous a montré que la couche musculaire était épaissie d'une façon très notable et que sur certaines il y avait un commencement d'envahissement de la couche moyenne par des éléments conjonctifs. Les autres artères présentaient par places quelques légères traces d'athérome. Dans notre observation n° 3 nous avons retrouvé ces mêmes lésions, mais à un degré moindre.

La sclérose du myocarde débute donc par l'endo-périartérite des petits vaisseaux du cœur. Ces artérioles deviennent malades par suite du travail excessif auquel elles ont été soumises pendant longtemps. Les premières atteintes sont celles du rein et celles du cœur, en un mot, celles des deux organes qui ont le plus travaillé et où la circulation locale a été la plus active. Dans le cœur lui-même ce sont les colonnes charnues de la grande valve mitrale, qui supporte toute la pression sanguine accrue, qui seront les premières frappées dans leurs vaisseaux. Tous les petits vaisseaux de l'organisme peuvent devenir malades, à la longue, de la même manière. Il y a d'abord hypertrophie de leur tunique musculaire, comme il y a hypertrophie de l'élément contractile du cœur. Mais cette hypertrophie signalée par Johnson, Ewald, etc., est de courte durée et bientôt l'élément conjonctif prend la place du muscle et on observera les altérations de l'endo-périartérite telles qu'on les trouve à l'autopsie des individus qui ont succombé à la néphrite interstitielle chronique. Cette lésion des petits vaisseaux explique également les scléroses des autres organes qui peuvent accompagner la maladie du rein.

CHAPITRE V

CONDITIONS NÉCESSAIRES POUR QU'IL Y AIT HYPERTROPHIE DU VENTRICULE GAUCHE DANS LES AFFECTIONS DE L'APPAREIL URINAIRE.

Dire les symptômes et la marche de la néphrite interstitielle chronique serait indiquer toutes les conditions qui favorisent l'hypertrophie du cœur dans les maladies du rein. Elles s'y trouvent toutes si bien réalisées que, sauf de très rares exceptions, l'augmentation de volume du ventricule gauche accompagne toujours le petit rein granuleux.

1° La première des conditions est une évolution lente de la maladie. Il faut que l'hypertrophie du ventricule gauche ainsi que les lésions vasculaires aient le temps de se produire. Aussi bien, suivant que l'affection aura duré plus ou moins longtemps on trouvera l'altération des organes peu prononcée ou parvenue à son dernier degré d'évolution. C'est ainsi que dans le cancer de l'utérus avec hydronéphrose, affection à marche relativement rapide, nous avons trouvé des lésions peu avancées quoique manifestes et de même ordre. Au contraire, dans une affection à marche très lente comme la néphrite interstitielle, on trouve le dernier terme de ces lésions. Si la marche a été aiguë on ne les rencontre plus à aucun degré (néphrites aiguës).

2° L'augmentation de la tension sanguine doit s'établir lentement, progressivement ; car par l'effet d'une augmentation brusque le cœur se dilaterait et ne pouvant plus proportionner l'énergie de ses contractions à la résistance, il s'ensuivrait de l'asystolie. Il est donc nécessaire que la sécrétion de l'urine ne se supprime que dans une certaine mesure et peu à peu.

3° Mais la condition indispensable par-dessus toutes dépend de l'état général du sujet. Les maladies qui entraînent une dénutrition profonde et rapide de l'organisme, qui se traduisent par une cachexie précoce, ne s'accompagneront jamais d'hypertrophie du cœur. Il est évident que pour qu'un organe s'hypertrophie il faut que sa nutrition se fasse bien et qu'il trouve dans le sang les matériaux nécessaires, sans quoi il y aura amaigrissement, atrophie de ses tissus. Toute néphrite interstitielle chronique est compatible pendant longtemps avec un bon état général, tandis que tout cancer de l'utérus ou de la vessie, toute affection tuberculeuse des reins ou autre entraînent le plus souvent une cachexie profonde et rapide de l'organisme. C'est là, pour nous, les seules raisons qui font que l'hypertrophie du cœur est plus rare, à destruction égale du champ sécrétoire, dans ces affections des reins que dans la néphrite chronique. Pour qu'on rencontre l'hypertrophie du ventricule gauche dans les affections cancéreuses qui intéressent, soit directement dans le rein lui même, soit indirectement par compression des uretères, la sécrétion urinaire, il faut que le cancer reste longtemps une affection locale et ne produise que tardivement la cachexie. Il est des cancers du col de l'utérus qui, grâce à leur situation, envahissent rapidement le bas-fond de la vessie et les uretères, et tout en produisant l'hydronéphrose restent longtemps un accident local. Ce sont ces formes qui fatalement détermineront l'hypertrophie du ventricule gauche.

4° L'âge n'est pas sans présenter une grande importance dans la question de l'hypertrophie du cœur suite de lésions rénales. Cette importance nous a surtout été révélée par les expériences faites sur les animaux, et, elle est capitale, lorsque la maladie n'atteint qu'un rein, exemple : oblitération d'un uretère par un calcul.

Il résulte des expériences de MM. Grawitz et Israël, de celles de Lewinski que la suppression du rein chez les jeunes animaux ne s'accompagne pas d'hypertrophie du cœur mais de l'augmentation de volume de l'autre rein. Chez les animaux adultes c'est l'hypertrophie du cœur que l'on observe. Il suffit de signaler ces faits pour qu'on en saisisse toutes les conséquences. En tous cas, même dans les affections ou les deux reins sont malades, l'hypertrophie du cœur sera plus fréquente et plus considérable chez les individus jeunes, par ce fait que la nutrition est plus active à cette époque de la vie.

Il est bien peu de malades chez lesquels on trouve réunies toutes les conditions que nous venons d'énumérer, mais toutes n'ont pas une égale importance et il suffit que les principales soient remplies pour que l'hypertrophie se produise. Toutes peuvent se trouver réalisées dans la néphrite interstitielle chronique ; c'est alors qu'on observe ces hypertrophies du cœur et ces altérations vasculaires si prononcées.

DEUXIÈME PARTIE

Dans les observations qui vont suivre nous parlerons souvent de l'hypertrophie du cœur, et nous donnerons dans chacune le poids de cet organe malade, aussi, croyons-nous qu'il est nécessaire d'établir le poids moyen du cœur, et suivant qu'il sera plus ou moins dépassé on pourra apprécier le degré de son hypertrophie.

S'il est indispensable de connaître aussi exactement que possible le poids moyen du cœur aux différents âges, chez l'homme et chez la femme, nous croyons que cela ne suffit pas entièrement et qu'il est nécessaire de tenir compte d'un autre facteur : l'état général du sujet. On conçoit, en effet, qu'une maladie qui amaigrit tout le corps amaigrit aussi le cœur et qu'un cœur dont le poids correspond à la moyenne chez ces malades, est cependant hypertrophié par rapport au volume des autres organes. Comment apprécier cette hypertrophie relative? Nous n'avons pas de moyen mathématique. Mais à l'autopsie on peut, dans ces cas, être frappé de la disproportion qui existe entre le cœur et les autres organes et, peut-être, doit-on tenir compte de cette impression qui donne une notion vraie mais peu précise.

Le cœur pèse en moyenne chez l'adulte 266 grammes (Sappey). D'après les recherches de Blot il serait un peu moindre chez la femme : 230 grammes.

Bizot, Durand-Fardel ont fait la remarque que le cœur allait continuellement en augmentant de poids et que dans la vieillesse il atteignait son maximum. Cruveilhier avait déjà remarqué que le cœur chez les vieillards échappait à l'atrophie des autres organes. Au contraire Béclard dit que le cœur s'amincit et s'atrophie dans uu âge avancé, et suivant Engel l'atrophie serait habituelle après 60 ans. Ducastel a repris ces recherches et conclut que de 30 à 50 ans le poids du cœur oscille dans des limites assez restreintes. Mais à partir de 50 ans il commence à s'accroître et continue pendant toute la durée de la vieillesse, et un cœur, qui à partir de cet âge, pèse 300 à 350 grammes peut être considéré comme un cœur normal.

Haushalter dans un travail plus récent trouve que le cœur chez les hommes de 70 à 90 ans pèse en moyenne 374 grammes ; chez la femme 274 grammes. Ces chiffres doivent-ils nous servir de base pour l'évaluation de l'hypertrophie chez la plupart des malades dont nous rapportons les observations ? Nous ne le croyons pas.

Artaud, en effet, a entrepris une série de recherches sur le poids du cœur des malades atteints de cancer de l'estomac, de l'intestin, etc., d'où il résulte que malgré l'âge avancé de la plupart des sujets le cœur était petit, flasque, surchargé de graisse et son poids oscillait entre 150 et 220 grammes. Ainsi pour apprécier le plus justement possible le poids du cœur il faut, non seulement tenir compte de l'âge, du sexe, mais encore de l'état cachectique et du degré d'amaigrissement du sujet.

Dans les observations, que nous allons rapporter, nous exclurons celles de maladie de Bright avec hypertrophie du cœur ; l'existence des deux lésions cardiaque et rénale est, en effet, trop bien établie pour avoir besoin de nouvelles preuves.

Observation I (Personnelle)

Cancer de l'utérus. — Hydronéphrose double. — Hypertrophie considérable du cœur. — Péricardite.

C..., âgée de 61 ans, est entrée le 21 novembre 1885, à l'hôpital Pascal, service de M. Roques. A notre première visite nous la trouvons plongée dans un état comateux profond. Elle ne peut nous fournir aucun renseignement sur ses antécédents, ni sur le début de sa maladie.

Notre attention est attirée du côté de l'utérus par des pertes sanguinolentes et fétides qui se font par le vagin. Par le toucher vaginal nous constatons que le col de l'utérus est entièrement détruit, et à sa place nous trouvons une ulcération profonde étendue, granuleuse et saignante, qui en arrière a perforé la cloison recto-vaginale et qui empiète en avant sur la paroi vésico-vaginale.

Le ventre est de volume normal, la palpation ne fournit aucun renseignement, elle réveille cependant de légères douleurs dans les flancs.

La matité précordiale est très augmentée et l'oreille perçoit des frottements très étendus. Le pouls est faible, petit, intermittent.

Les membres inférieurs sont le siège d'un œdème qui remonte jusque dans la région lombaire. L'urine est très rare, ne contient pas d'albumine. La malade est plongée dans un état d'hébétude très prononcé et répond, par des paroles incohérentes, aux questions qu'on lui pose.

La langue est sèche, blanchâtre ; pas de vomissements, pas de diarrhée.

La mort survient le 30 novembre.

Autopsie. — Il ne reste de l'utérus que le corps légèrement augmenté de volume, le col est complètement détruit. A sa place existe une large surface ulcérée, noirâtre, qui a largement détruit la cloison recto-vaginale. La cloison vesico-vaginale est également envahie et quelques bourgeons cancéreux font saillie dans la cavité vésicale, au niveau de l'orifice des uretères. Dans l'intérieur de ces derniers on voit des productions cancéreuses qui oblitèrent en grande partie leur lumière.

Uretères. — Les uretères sont distendus par un liquide louche, d'odeur urineuse. Ils offrent la grosseur du petit doigt ; les bassinets celui d'un œuf.

Reins. — Le rein gauche est le plus gros ; il pèse, tout liquide évacué, 405 grammes, le rein droit 230 grammes.

A la coupe on constate que les bassinets sont très augmentés de volume, les cônes sont aplatis. Les pyramides de Malpighi sont d'un rouge vif, qui contraste avec la coloration blanc jaunâtre de la substance corticale. La substance corticale est épaisse de 2 centimètres, elle est œdémateuse. Les glomérules apparaissent nettement comme de petits points rouges. Les artères des reins sont rigides, épaissies.

Péricarde. Cœur. — Le cœur est énorme, il a refoulé, à gauche et en arrière, le poumon et se met en rapport avec la paroi thoracique, dans toute sa partie antérieure.

Le péricarde contient environ 100 grammes d'un liquide

citrin. Sur sa surface interne, principalement sur le feuillet viscéral, est déposée une couche épaisse de fibrine. La surface de cette dernière est molle, villeuse (langue de chat).

Des fausses membranes libres recouvrent le cœur.

Cet organe pèse *1200 grammes*. On l'a préalablement débarrassé de la fibrine qui le recouvrait et vidé sa cavité. Comme oujours les vaisseaux étaient coupés au ras de la base.

L'hypertrophie porte presque entièrement sur le ventricule gauche qui est dilaté. Les valvules sont saines. Le muscle cardiaque est pâle jaunâtre, en voie de dégénérescence graisseuse. Sur la surface interne de l'aorte on aperçoit quelques plaques blanchâtres. Au niveau de celles-ci la paroi artérielle est épaissie et irrégulière. Les petites artères du cerveau paraissent manifestement hypertrophiées et plus rigides que normalement en certains points.

Examen microscopique. — Le rein présente la lésion que l'on constate habituellement dans l'hydronéphrose, aussi n'insisterons-nous pas sur ce point.

Cœur. — Les artères des colonnes charnues de la valvule mitrale sont épaissies et leur paroi est presque entièrement transformée en tissu scléreux ; dans certains points leur lumière est en partie oblitérée par des végétations dues à l'endartérite. De ces artères rayonnent des faisceaux fibreux très épais par place. En certains points la prolifération conjonctive a remplacé complètement l'élément contractile, dans d'autres les fibres musculaires étouffées par le tissu fibreux sont en voie de dégénérescence graisseuse.

Dans les parois du ventricule gauche on constate les mêmes lésions, mais bien moins prononcées. Quelques-unes des artérioles du myocarde sont atteintes d'endopériartérite, mais on ne les voit pas devenir le centre de prolifération conjonctive comme dans les colonnes charnues.

Les petites artères de la protubérance sont atteintes d'artério-sclérose dans les points les plus malades ; dans d'autres préparations on constate que l'élément contractile de la couche moyenne prédomine et que c'est son hypertrophie qui donne lieu à l'augmentation d'épaisseur des parois de ces artérioles. On peut du reste constater que, par place l'élément conjonctif tend à envahir la tunique moyenne et à faire disparaître les fibres musculaires.

Observation II (Personnelle)

Cancer de l'utérus. — Hydronéphrose double. — Hypertrophie du cœur.

C..., domestique, 63 ans, entre le 4 décembre 1885 à l'hôpital Pascal, service de M. Roques.

Bonne santé habituelle, n'a jamais eu de rhumatisme articulaire.

Se dit malade depuis un an ; elle entre à l'hôpital pour une affection de l'utérus qui a débuté par des douleurs et des métrorrhagies ; puis des pertes blanches souvent colorées par du sang et fétides. Elle ressentait en même temps de vives douleurs dans le bas-ventre et les reins. Tous ces symptômes ont été en s'aggravant et actuellement nous constatons ce qui suit :

Par le toucher vaginal, on trouve le col de l'utérus volumineux, granuleux, ulcéré. La paroi vaginale antérieure est dure, infiltrée par la néoplasie et de petites granulations s'étendent le long de cette paroi jusqu'auprès du méat urinaire.

Les urines sont très rares. La sonde ne ramène qu'un peu de liquide fortement coloré par du sang.

Douleurs violentes dans le ventre, surtout dans le flanc droit, exaspérées par la pression au niveau des reins. A droite, on sent une petite tumeur très douloureuse.

Le 9 décembre, la malade tombe dans le coma et meurt le 10.

Autopsie. — A l'ouverture de l'abdomen on constate que le

péritoine contient une petite quantité d'un liquide citrin tenant en suspension des flocons blanchâtres. Sur les anses intestinales légèrement vascularisées et agglutinées les unes avec les autres, il existe également des dépôts fibrineux. Il y a eu durant les derniers jours de la vie une poussée aiguë de péritonite. On trouve aussi les traces d'une péritonite ancienne qui a donné naissance à de nombreux tractus fibreux, qui s'étendent du foie, de la rate, des intestins au péritoine pariétal.

Les parois du vagin sont envahies par le cancer, mais ne sont pas ulcérées. La face postérieure de la vessie est infiltrée par l'élément néoplasique et, sa cavité légèrement distendue, contient des caillots de sang, mais pas d'urine. Une plaque indurée, très épaisse, occupe toute l'aire du trigone et cache l'embouchure des uretères. La paroi antérieure du rectum est également envahie par l'élément cancéreux.

Utérus. — Le col de l'utérus est très volumineux, il est complètement transformé en un tissu dur, lardacé, blanchâtre. Le canal cervical est complètement oblitéré par ce tissu de nouvelle formation, on n'en trouve même plus les vestiges. Au-dessus du col oblitéré, le corps de l'utérus forme une poche fluctuante du volume du poing. Ses parois distendues sont minces comme une feuille de papier et renferment un pus épais, crémeux. Les trompes sont remplies de ce même liquide.

Uretères. — Les deux uretères sont oblitérés au niveau de leur trajet dans la paroi vésicale infiltrée par le néoplasme. Au-dessus, il sont dilatés, du volume d'un doigt, et contiennent un liquide clair, incolore. Les bassinets sont également très distendus.

Reins — Tout autour du rein droit le péritoine est enflammé. L'atmosphère celluleuse de cet organe est transformée en un tissu dur, lardacé. Ce rein est volumineux, blanchâtre, et pèse 200 gr. (le liquide que contient les calices et le bassinet étant évacué). Les calices sont très dilatés et refoulent le parenchyme rénal qui est infiltré de sérosité et de coloration blanchâtre. Le rein droit est un peu moins volumineux, il pèse

190 grammes. Il présente du reste les mêmes altérations que celui du côté opposé, sauf l'inflammation chronique de son atmosphère celluleuse.

Les autres organes de la cavité abdominale ne présentent rien à noter de particulier.

Poumons. — Sains.

Cœur. — Volumineux. Il pèse 350 grammes. On a eu soin de couper les vaisseaux de la base à leur point d'insertion, et de laver les cavités des ventricules et des oreillettes pour les débarrasser du sang et des caillots qu'elles pouvaient contenir. L'hypertrophie porte exclusivement sur le ventricule gauche ; elle est concentrique. L'épaisseur de ses parois est de 2 centimètres.

Les gros vaisseaux sont sains en apparence. Les valvules du cœur ne présentent rien d'anormal.

Observation III (Personnelle)

Cancer primitif de la vessie. — Hydronéphrose double. — Hypertrophie cardiaque.

L..., Madeleine, 55 ans, entre le 11 novembre 1885 à l'hôpital Pascal, service de M. Roques. Avant la maladie qui la conduit actuellement à l'hôpital, elle n'a jamais fait de maladie sérieuse. Pas de rhumatisme articulaire ; pas de grossesses.

L... à son entrée, est plongée dans un état demi-comateux, elle est paresseuse à répondre aux questions qu'on lui pose. Sa face est bouffie et ses membres inférieurs sont le siège d'un œdème assez prononcé. La peau est pâle, décolorée et sèche. Elle accuse un violent mal de tête et vomit plusieurs fois par jour les boissons qu'on lui fait prendre.

Elle présente en un mot tous les symptômes de l'urémie chronique.

Le début de sa maladie remonte à 10 mois.

Le premier symptôme a été un pissement de sang, qui s'est répété depuis assez fréquemment.

Elle souffrait peu en urinant. Pendant longtemps elle a bien supporté son mal, mais les urines sont devenues purulentes et rares, les mictions très douloureuses avec ténesme vésical, et l'état général mauvais. L'anasarque et les phénomènes urémiques se sont développés progressivement.

Actuellement, par la pression au-dessus du pubis, on détermine une douleur vive. Au niveau des reins, surtout à droite, même phénomène douloureux. Le ventre est légèrement ballonné.

Par le toucher vaginal on constate que le col de l'utérus est atrophié et sain. La paroi vaginale antérieure a perdu sa souplesse et on sent au travers une petite masse dure et sans limites bien tranchées.

Le cathétérisme de la vessie donne issue à quelques gouttes d'urine mélangée à des détritus organiques qui forment une sorte de boue, d'odeur infecte.

La malade urine très peu, et rend ses urines involontairement goutte par goutte.

Le toucher rectal n'apprend rien.

La palpation abdominale, restreinte par les douleurs qu'elle détermine, ne fait rien constater d'anormal.

Rien du côté des poumons ni du cœur dont l'impulsion est forte et les battements sourds.

Les selles sont liquides.

Traitement. Régime lacté. Eau-de-vie allemande,

L'état général s'améliore un peu, puis s'aggrave de nouveau. Le 9 décembre la malade tombe dans un coma profond et meurt le 13 décembre.

Autopsie. — Œdème de la face, des membres, des parois abdominales.

Vessie. — La vessie est rétractée derrière la symphyse pubienne. Elle n'adhère pas aux tissus voisins ; sa cavité contient une petite quantité de liquide visqueux, filant, blanchâtre. La paroi interne est très vascularisée. Au niveau du bas-fond la paroi vésicale est très épaissie, dure, et on y trouve creusé, assez profondément une loge à contours nettement arrondis et granuleux.

On dirait de l'empreinte laissée dans un corps mou par une grosse boule. La surface de cette excavation est ulcérée, rouge, granuleuse.

A la partie antérieure du pourtour de cette loge près du col vésical, s'élève une espèçe de crête à bords festonnés. L'orifice des deux uretères est compris en plein dans un tissu lardacé, qui les enserre et les comprime dans tout leur trajet vésical. Au-dessus les uretères sont flexueux, dilatés et du volume du pouce. Par une pression énergique de haut en bas on fait sourdre quelques gouttes du liquide qui les distend par leur orifice vésical.

Les bassinets sont de même très distendus et offrent le volume d'un œuf. Ils coiffent le hile du rein à la manière du cimier de casque.

Reins. — Les deux reins sont volumineux, le droit plus que le gauche. Leur surface est légèrement bosselée et présente une décoloration blanchâtre. A la coupe on constate que les calices sont très distendus et refoulent le parenchyme rénal qui est atrophié et de couleur chaire d'anguille. Les parois des artères sont légèrement épaissies.

Utérus petit, sain.

Les ganglions lymphatiques des régions lombaire et iliaque ne présentent rien de particulier.

Cœur. — Légère couche de graisse régulièrement repartie à sa surface. Il est très volumineux. Vidé des caillots qu'il contient et les vaisssaux coupés au ras de la base, il pèse 450 gr.

L'hypertrophie ne porte que sur le ventricule gauche, elle est concentrique. Epaisseur de la cloison inter-ventriculaire 2 centimètres, épaisseur de la paroi externe 2 centim. 1/2. Les mesures sont prises sur une section de la partie moyenne du cœur.

Les piliers de la valvule mitrale sont également très volumineux. Le muscle cardiaque est rouge, ne paraît pas malade. Les valvules sont absolument saines.

Le ventricule droit est un peu dilaté et contient des caillots.

L'aorte ne présente pas de traces d'athérome.

Les petites artères du bulbe et du cerveau sont en certains points légèrement épaissies et opalescentes.

EXAMEN HISTOLOGIQUE. — *Cœur*. — Sur une coupe transversale des piliers de la valvulve mitrale on observe ce qui suit : Les parois des vaisseaux sont épaissies, et leur lumière est rétrécie par le fait d'endartérite. Leur paroi est scléreuse et devient pour quelques-unes, d'une façon très nette, le centre de traînées conjonctives qui s'insinuent entre les fibres musculaires. En certains points les fibres musculaires sont atrophiées au milieu du tissu conjonctif épaissi. Les parois du ventricule gauche ne présentent pas trace de sclérose. Les vaisseaux du myocarde, de même que ceux des colonnes charnues, offrent une épaisseur plus considérable; cette augmentation de volume semble porter sur la couche moyenne, il n'y a ni périartérite, ni endartérite.

L'examen d'une petite artère de la protubérance fait au niveau de la plaque opalescente que nous avons décrite précédemment, nous a fait voir que sa tunique adventice était atteinte de périartérite et que sa tunique moyenne était le siège d'une prolifération conjonctive encore peu avancée qui enserrait par points l'élément contractile. L'examen d'une autre petite artère du bulbe, saine en apparence, si l'on excepte cependant un léger épaississement de ses parois, nous a montré que c'était la couche musculaire hypertrophiée qui donnait lieu à cette augmentation d'épaisseur. Cette artériole paraissait presque exclusivement formée de fibres musculaires.

Vessie. — L'examen microscopique de la tumeur nous a appris que c'était un cancer encéphaloïde,

Reins. — Néphrite diffuse, rien de particulier à noter.

Observation IV (Personnelle.)

Tuberculose primitive des reins. — Hypertrophie du cœur.

S..., cocher, 45 ans, entre le 15 septembre à l'Hôtel-Dieu, dans le service de M. Mesnet, suppléé par M. Brissaud. Avant l'affection qui nécessite son entrée à l'hôpital il n'a fait aucune maladie sérieuse.

Il est grand et de forte constitution.

Son père et sa mère sont morts âgés d'affections indéterminées. Il n'a ni sœurs, ni frères.

Sa femme est assez bien portante.

Cocher dans une maison bourgeoise, il reste quelquefois longtemps sur son siège le soir tard, à attendre ses maîtres. C'est à la suite d'une de ces stations par une nuit froide qu'il a ressenti, il y a six mois, les premiers symptômes de son mal. Il a éprouvé en premier lieu un malaise général accompagné de frissonnements et de pesanteur dans la région des reins, puis il a uriné du sang en assez grande quantité, dit-il. Les jours suivants les urines étaient également colorées par un peu de sang. A la suite de cette hématurie il s'est senti soulagé et a continué son travail. Mais depuis cette époque où la maladie s'est révélée pour ainsi dire brusquement, il n'a jamais été bien. Le matin lorsqu'il se réveillait il avait de la difficulté à ouvrir les yeux, ses paupières étaient gonflées et sa tête lourde. Le soir ses jambes enflaient. Il urinait beaucoup moins que d'habitude et il arrivait assez souvent que ses urines étaient troubles ou légèrement colorées par du sang. 15 jours avant son entrée tous ces symptômes se sont très notablement aggravés, et voici l'état dans lequel nous le trouvons. Les jambes, les cuisses, le scrotum, le pénis sont le siège d'un œdème très prononcé, la face est bouffie. La peau est blanche, décolorée et l'aspect général du malade est celui d'un malade atteint de néphrite parenchymateuse. Il se plaint de sa vue qui est trouble et ne peut distinguer nettement les objets. Il urine environ 500 grammes d'urines par 24 heures. Elles laissent déposer au fond du vase une couche blanchâtre, assez épaisse, qui semble être formée par du pus. Elles contiennent une très grande quantité d'albumine. Elles se prennent en masse lorsqu'on y verse quelques gouttes d'acide nitrique.

L'examen microscopique nous apprend que le sédiment est formé exclusivement de globules de pus et de cellules épithéliales déformées. Nous n'avons pas recherché la présence des bacilles de la tuberculose. L'auscultation des poumons ne révèle aucune modification dans la respiration.

Les battements du cœur sont forts, pas de souffles. Le pouls est plein et régulier. Régime lacté. Sous l'influence de ce traitement, il y a une amélioration dans l'état général qui dure quelques jours. Mais l'œdème, de nouveau, se prononce de plus en plus, les urines tombent à 250 gr. et laissent déposer du pus en abondance. A ce moment le malade se plaint du testicule gauche dont il souffre, dit-il, depuis trois ou quatre jours seulement.

Nous constatons que l'épididyme est volumineux et du côté de la tête deux ou trois petits noyaux durs et douloureux à la pression. Le testicule est lui-même très augmenté de volume et douloureux. C'est une orchi-épididymite tuberculeuse qui établit nettement la nature de l'affection rénale. La prostate est un peu douloureuse à la pression, mais elle n'est pas augmentée de volume. Les vésicules séminales paraissent saines.

S... accuse un mal de tête persistant, sa vue devient tout à fait trouble et lui fait voir les objets comme dans un brouillard. Il est pris d'une épistaxis abondante qui se renouvelle très fréquemment. Enfin il tombe dans le coma et meurt le 20 septembre.

Autopsie. — Les reins sont très volumineux, le droit pèse 210 gr., le gauche 230 gr. Leur surface est criblée de petits noyaux blanchâtres forment saillie sous la capsule, leur contenu est liquide et semble être du pus. On dirait autant de petits abcès dont le volume varierait de celui d'une lentille, d'un petit pois à une noisette. A la coupe du rein il s'écoule une grande quantité de pus par suite de l'ouverture de beaucoup de ces poches purulentes, qui sont aussi abondantes dans l'intérieur du rein qu'à sa surface. La substance rénale a presque complètement disparu, par places seulement on en trouve des débris. Après avoir fait couler un filet d'eau sur la surface de section du rein on distingue une masse de petites cavernes dont quelques-unes contiennent encore une matière caséeuse. Dans le rein gauche toute la partie des pyramides de Malpighi est détruite et forme une grosse masse caséeuse, tout autour dans le reste du parenchyme rénal sont disséminés de petits noyaux tuberculeux confluents.

Les bassinets et les uretères contiennent du pus, leur surface est rouge, vascularisée et, en certains endroits, on constate quelques érosions. Sur la face postérieure de la vessie la muqueuse présente une ulcération tuberculeuse large comme une pièce de un franc et paraissant être récente.

La prostate est semée de quelques tubercules, pas de ramollissement.

Dans la tête de l'épididyme gauche on constate plusieurs noyaux caséeux. Le testicule du même côté est presque entièrement transformé en une masse caséeuse dont le centre est liquide. Le péritoine, les intestins ne présentent pas trace de granulation tuberculeuse.

Le poumon est absolument sain.

Le cœur est augmenté de volume et pèse 380 gr., et l'hypertrophie, qui est concentrique, porte exclusivement sur le ventricule gauche ; le myocarde offre à la coupe une belle couleur musculaire.

Les orifices valvulaires sont sains.

Observation V (Personnelle)

Calcul de la vessie. — Cystite, pyélo-néphrite suppurée. — Hypertrophie du cœur.

J..., 32 ans, entre au mois de septembre dans le service de M. Tillaux pour un calcul de la vessie. Il arrive de province et sa maladie remonte à plusieurs années.

C'est un sujet fort et vigoureux.

Les renseignements précis nous manquent sur le commencement et l'évolution de son mal, car il ne passe dans le service de M. Mesnet, où nous le voyons pour la première fois, que quelques jours avant sa mort. Ce que nous apprenons c'est que depuis plus d'un mois il a une fièvre à peu près continue avec exaspération vespérale, anorexie, amaigrissement très marqué et diarrhée.

A son entrée dans le service de M. Mesnet nous constatons qu'il est très amaigri. Sa peau est de couleur blanc jaunâtre, ses traits sont tirés et il se plaint de vives douleurs dans le bas-ventre s'exaspérant lorsqu'il urine. Il urine involontairement et goutte à goutte, quelquefois il expulse des gaz par l'urèthre. Le liquide qu'il expulse de la vessie est épais et semble presque exclusivement composé de pus.

La région des reins est douloureuse à la palpation. Injections antiseptiques (acide borique) dans la vessie, sulfate de quinine, lait.

Le malade ne tarde pas à tomber dans le coma et succombe le 5 novembre.

Autopsie. — *Vessie.* — La vessie est rétractée, ses parois sont épaissies. Sa cavité contient un calcul unique assez volumineux et présentant la forme conique. La muqueuse est rouge, turgescente, dans certains points elle est grisâtre et exulcérée. Les uretères sont enflammés et contiennent du pus. Quant aux deux reins ils sont complètement transformés en poches purulentes cloisonnées.

Le cœur est volumineux, il y a hypertrophie évidente du ventricule gauche. Pas de lésion des orifices. Il pèse 500 gr.

Les artères sont saines en apparence.

Le poumon est congestionné dans ses parties postérieures et inférieures. Rien à signaler dans les autres organes.

Observation VI

Observation communiquée par notre excellent ami Marfan.

Dégénérescence kystique des deux reins et hypertrophie très considérable du cœur.

Au mois de novembre 1887, on a apporté au laboratoire d'anatomie pathologique de la Faculté, pour servir aux démonstrations journalières, les pièces d'une autopsie où on constatait les particularités suivantes :

Les deux *reins* sont presque triplés de volume ; ils sont complètement transformés en une série de poches kystiques de volume très variable, les unes très petites, les autres très grosses. Ces poches sont pleines d'un liquide citrin. Dans quelques-unes, la sérosité est légèrement sanguinolente. Les deux reins sont pris à un égal degré. L'examen microscopique de ces reins a montré qu'il s'agissait là du type classique de la maladie décrite sous le nom de dégénérescence kystique des reins. Notons, ce qui est du reste la règle en pareil cas, que dans les tractus du tissu rénal interposé aux kystes, on trouve des lésions très nettes de sclérose sans que pourtant les parois des petites artères soient très épaisses et sans qu'on puisse affirmer que la sclérose rayonne autour d'elles.

Il existe à peine quelques petites plaques d'athérome sur l'aorte.

Le cœur est énorme : il représente le type du *cor bovinum :*

ses parois sont très épaissies, surtout celles du ventricule gauche ; les piliers de ce ventricule sont presque triples de volume. Rien à l'endocarde ; pas d'altérations vasculaires. Rien au péricarde.

Observation VII

Par M. A. Brodeur, interne des hôpitaux, *Bull. Soc. anat.* 1882.

Urémie. — Nombreux et volumineux kystes des deux reins. — Hypertrophie cardiaque.

Ducroquet, Henri-Joseph, journalier, âgé de 73 ans, entre à l'infirmerie Saint-Jean-Baptiste, n° 26 (service de M. Raymond), le 1er mars 1882.

Aucun antécédant héréditaire : rhumatisme vers l'âge de 40 ans. Pas de syphilis. Marié il eut deux enfants morts jeunes d'affection dont on ignore la nature. En 1878, pouvant difficilement travailler à cause de la faiblesse de sa vue, il fut admis à l'hospice des incurables d'Ivry, et fut placé dans une salle de malades. Depuis cette époque sa santé générale fut assez bonne, il mangeait et digérait bien, sa vue seule l'inquiétait, car il s'en plaignait fréquemment à la sœur de la salle. Jamais de troubles du côté de la miction, un peu d'essoufflement pendant la marche, surtout en montant les escaliers ; léger œdème des membres inférieurs, plus considérable le soir. Il y a quatre jours, à la suite d'un excès alcoolique, ce qui lui arrivait assez souvent, le malade fut pris de dyspnée de toux et de fièvre.

Ce matin, nous constatons chez lui l'existence d'une dyspnée poussées même jusqu'à l'orthopnée. Il existe un peu de bouffissure de la face et les membres inférieurs sont œdématiés. A l'examen du thorax nous trouvons les poumons congestionnés et l'auscultation permet d'entendre dans toute leur étendue, des râles secs et humides. Le *cœur* est hypertrophié, surtout dans son diamètre vertical, et l'on sent les battements de la pointe dans le septième espace intercostal, au-dessous du mamelon. Au niveau de l'orifice mitral on perçoit un souffle systolique et intermittent ; rien aux autres orifices.

Le *foie* paraît avoir subi un léger degré d'atrophie. L'urine est pâle et contient une certaine quantité d'albumine, *albumine contractile* (2 grammes par litre, procédé d'Esbach).

Traitement. — Ventouses sèches, potion cordiale, régime lacté.

12 mars. La dyspnée a diminué ; à l'auscultation on n'entend plus que de petits râles humides localisés à la base des deux poumons. Pas de bruit de souffle à l'orifice mitral. Les urines contiennent toujours de l'albumine et l'œdème des membres inférieurs remonte jusqu'à la racine des cuisses. Continuation du régime lacté.

20 mars. Le malade ne prend plus qu'un peu de lait le matin, la respiration est excessivement pénible, il y a un peu de délire la nuit, et la mort arrive le 24 mars, à quatre heures du matin.

Autopsie. — L'axe cérébro-spinal ne présente aucune lésion appréciable à l'œil nu. La substance nerveuse est œdématiée et l'on trouve une petite quantité de liquide dans les cavités ventriculaires. Les poumons sont congestionnés ; à la coupe il s'écoule un liquide rougeâtre, abondant et spumeux.

Le *cœur* est hypertrophié, poids : *716 grammes* et l'hypertrophie, quoique généralisée aux ventricules et aux oreillettes, est plus considérable au ventricule gauche, dont la paroi présente une épaisseur de plus de *deux centimètres*. A la coupe le myocarde est d'un rouge pâle, sans cependant offrir de dégénérescence bien manifeste. Quelques-uns des piliers de premier ordre du ventricule droit ont le volume du petit doigt. Pas d'insuffisance aortique ni pulmonaire, valvules mitrales et tricuspides saines. En un mot hypertrophie généralisée de tout le muscle cardiaque avec prédominance au ventricule gauche. Sur toute l'étendue de la crosse de l'aorte et de l'aorte thoracique, on trouve de nombreuses plaques athéromateuses spécialement localisées au niveau des branches collatérales. Audessus de la mésentérique inférieure, la face antérieure de l'aorte abdominale présente une saillie qui est produite par une dilatation peu considérable, résultat du ramollissement d'une plaque athéromateuse. A la coupe, le *foie* offre l'aspect muscade du foie cardiaque. Poids : 1,070 grammes. Rien à la *rate* ni au *pancréas*.

Les *reins* sont volumineux et parsemés sur toute leur surface de nombreux kystes de volume variable. Les kystes du rein droit varient du volume d'une lentille à celui d'une noix, et le liquide qu'ils contiennent renferme de l'albumine décelée par la chaleur et l'acide nitrique. A l'extrémité inférieure du rein gauche existe un kyste ayant au moins huit centimètres dans son plus grand diamètre. Ce kyste est rempli d'une matière blanchâtre, demi-liquide, ressemblant à de la matière caséeuse ramollie. A la partie supérieure de ce même rein, on trouve encore un autre kyste du volume d'un œuf de poule et offrant une assez grande consistance. La matière qu'il renferme est de même nature, mais moins ramollie que dans le kyste précédemment décrit. Outre ces tumeurs kystiques volumineuses, on en rencontre un grand nombre d'autres beaucoup plus petites et répandues dans tout le parenchyme rénal ; de sorte que les pyramides de Malpighi disparaissent en partie sous l'accumulation de ces nombreuses cavités kystiques. Les *bassinets* et les *uretères* ne sont pas dilatés et la *vessie* n'offre aucune lésion organique.

En résumé, hypertrophie cardiaque, kystes nombreux et volumineux des deux reins avec disparition de la plus grande partie de leur substance médullaire et corticale.

Observation VIII

Par M. Lejars, aide d'anatomie à la Faculté, *Bull. Soc. anat.*, 1886.

Dégénérescence kystique des deux reins. — Utérus cloisonné dans toute sa hauteur, hypertrophie très marquée du ventricule gauche.

M.., Caroline, 47 ans, couturière, entre le 11 octobre 1886 à l'hôpital Necker, salle Ste-Thérèse, n° 27 (service de M. le Dr Blachez. (Nous devons la première partie de cette observation à notre collègue et ami Baudoin.)

C'est une femme amaigrie, pâle et cachectique. Elle a perdu sa mère et une sœur de la poitrine ; elle-même aurait eu une fluxion de poitrine il y a quelques années, mais ne tousse plus depuis. L'établissement de la menstruation a été chez elle extrêmement pénible ; les douleurs aux époques étaient si intenses, qu'elle se roulait par terre.

Elle a été mariée neuf mois seulement ; pas d'enfants ni de fausse couche. Depuis son mariage ses règles sont devenues régulières et faciles. Elle fait remonter à 15 ans le début de son mal. C'étaient alors des douleurs sourdes dans les deux reins, surtout accusées dans le décubitus dorsal ; de temps en temps survient une crise ; les souffrances siégeaient alors surtout dans l'hypochondre droit, en irradiant dans le bas-ventre et dans les cuisses, en même temps les urines devenaient rares et même se supprimaient pendant dix-huit heures de suite. Il y a deux mois pour la première fois mictions sanglantes et chargées de caillots. La malade continue pourtant à travailler.

Il y a six semaines elle est enfin forcée de s'aliter. A son entrée à l'hôpital la douleur occupe la région lombaire, le flanc et les fosses iliaques droites ; elle est continue, mais devient plus aiguë par moments et s'irradie alors dans le bas-ventre. Les urines sont en petite quantité mais surtout claires et sans dépôts : pas d'albumine, pas de sang ni sucre. Diarrhée, une selle sanglante, à plusieurs reprises du pus dans la garde-robe. Fièvre à oscillations étendues, frissons tous les jours. Muguet.

Le 25. On fait passer la malade dans le service de M. le professeur Le Fort, suppléé par M. le Dr Segond. On constate dans le flanc droit une tumeur volumineuse, occupant la région du rein vaguement délimitée, mais nettement fluctuante entre l'une des mains placées sur la paroi abdominale et l'autre sur la région lombaire. En arrière, la tumeur fait à peine relief, mais la peau est un peu rouge et œdématiée.

Le 26. M. Segond pratique une incision verticale de 10 centim. de long, au niveau du bord interne de la masse sacro-lombaire droite : une fois la paroi incisée, couche par couche, on tombe profondément sur une masse grisâtre, arrondie et tendue. On y plonge le bistouri, il sort un flot de pus. Lavage du foyer avec la solution boriquée. Au fond, le chirurgien sent une seconde poche tendue, qui saille, surtout lorsqu'on refoule le flanc à sa partie antérieure.

Il la déchire avec le doigt et il sort encore du pus. Nouveau lavage, deux longs drains plongent jusqu'au fond de la cavité. Pansement. Le soir la malade paraît un peu soulagée. Température 38°,2.

Le 27. Pansement, lavage par les drains. La malade urine très peu. La langue est sèche. Etat de dépression progressive.

Le 29. Rien à noter localement. Le liquide qui s'écoule par la plaie n'a pas les caractères de l'urine. L'état général s'aggrave de plus en plus, la connaissance est conservée en partie. T. 38°,4, aphonie. Mort dans le coma à dix heures du matin.

Autopsie. — A l'ouverture de l'abdomen, le flanc droit apparaît comblé en partie par une masse volumineuse qui a refoulé en dedans le côlon ascendant. On décolle le péritoine et on arrive sur un énorme rein entièrement kystique; derrière lui en le soulevant, on trouve un foyer d'abcès qui baigne sa face postérieure et où plongent les deux drains ; l'un d'eux pénètre à travers un large orifice dans l'épaisseur du rein. Le rein gauche, lui aussi, est en pleine dégénérescence kystique. *Rein droit*, il pèse 575 gr. il a 22 cent. de longueur, 14 cent. de largeur et 7 cent. d'épaisseur. Toute sa surface est occupée par une série continue de bosselures kystiques, de volume fort inégal qui lui donne l'apparence de grappe ; leur teinte varie du rouge foncé au jaune clair ; leur paroi est membraneuse et très mince. Entre elles et à leur base règnent des travées grisâtres de tissu sclérosé. A peine çà et là entre les kystes émergent en quelques points d'étroits mamelons de parenchyme rénal.

Sur une section longitudinale, il s'écoule environ 300 gr. de liquide purulent et séreux. La surface de coupe présente un assemblage de larges alvéoles, à parois minces et rougeâtres ; la plupart paraissent indépendantes. Au fond des cavités ouvertes on voit tomber çà et là la paroi correspondante des kystes superficiels. Les calices, le bassinet et l'uretère ont leur calibre normal.

Rein gauche. — Poids 545 gr. Dimensions : longueur 21 cent. ; largeur 8 cent. ; épaisseur 7 cent. Il présente encore plus nettement l'aspect d'une grappe de kystes conglomérés de même aspect et de même teinte que ceux du côté opposé. Le liquide des kystes est fortement albumineux, il contient avec un nombre plus ou moins grand de globules rouges, des cristaux et quelques larges cellules aplaties et granuleuses. Les uretères ont leur perméabilité normale sur toute leur étendue ; la vessie est petite, pas de lésions.

Les organes internes présentent une anomalie fort intéressante ; les ovaires, les trompes et les ligaments ronds ont leur disposition normale ; il existe seulement au pavillon de la trompe gauche un kyste suppuré gros comme une châtaigne, et enveloppé d'adhérences péritonéales.

L'utérus, vu par sa face externe présente un aspect biscornu ou plutôt bilobé jusqu'à moitié de son diamètre vertical.

Le col affaissé est rude et percé de deux orifices circulaires séparés par une cloison qui se continue par une petite bride angulaire et courte sur la paroi postérieure du vagin.

Un stylet introduit dans l'un des orifices cervicaux parcourt sur toute sa longueur la demi-cavité utérine correspondante mais sans pouvoir passer, en aucun point de l'une à l'autre. Une fenêtre est pratiquée à droite et à gauche sur la face antérieure de l'utérus, et l'on constate nettement qu'il existe une cloison complète, antéro-postérieure et verticale. De chaque côté on trouve : en bas, la cavité médiane cervicale tapissée par un arbre de vie; en haut, la cavité du corps qui se prolonge en dehors dans chacune des cornes jusqu'à l'orifice lobaire.

Le vagin est unique et normal.

Le reste des organes ne présente rien d'intéressant à remarquer sauf *l'hypertrophie très marquée du ventricule gauche.*

Observation IX

Par M. Butte, interne des hôpitaux, *Bull. Soc. anat.*, 1882.

Cancer latent du rein gauche. — Urémie. — Mort. — Autopsie.

Le nommé Pomm., âgé de 81 ans, entre le 13 juin 1882 à l'infirmerie de l'hospice des Ménages, salle Lebric, lit n° 21, dans le service de M. Quinquand.

Il est très affaibli et présente depuis quelque temps des troubles intellectuels notables. Son caractère qui était à peu près normal a changé, il est sombre, veut se sauver et refuse de prendre des médicaments. Il ne comprend pas toujours ce qu'on lui dit, aussi est-il difficile de connaître ses antécédents; il dit s'être toujours bien porté. Depuis six semaines il a beaucoup maigri et ne mange presque plus.

A son entrée on constate le teint jaune des cancéreux, un amaigrissement notable, un peu d'œdème des membres inférieurs. Les artères radiales sont dures, athéromateuses ; irrégularité dans les battements cardiaques ; souffle systolique s'entendant à la base, rien à la pointe qui bat dans le 6e espace intercostal. Légère dilatation de l'estomac, sans douleur. Le malade mange un peu de viande, mais avec dégoût, n'a jamais vomi, n'éprouve aucune espèce de douleur. Faiblesse des jambes, quelques étourdissements.

19 juin. Il veut quitter l'infirmerie, se sauver, ne mange pas, déraisonne. Affaiblissement intellectuel prononcé. Ni nausées, ni vomissements. Constipation.

15 juillet. L'amaigrissement s'accentue, les troubles intellectuels également (idées de suicide), probablement phénomènes urémiques.

On perçoit dans le flanc gauche une tuméfaction légère, non douloureuse ni spontanément, ni à la pression ; ce fait rapproché de l'état cachectique fait songer à un cancer viscéral et la localisation et les troubles psychiques à un cancer rénal avec insuffisance d'excrétion. Nous dosons l'urée dans le sang et nous trouvons 14 centigr. pour 100. Le malade urine bien ; ni sucre ni albumine dans les urines, pas de sang non plus.

2 août. Même état. Quelques irrégularités des battements du cœur. Pouls irrégulier. Quelques râles ronflants en arrière et à droite de la poitrine.

Le 18. A encore maigri ; teinte jaune paille très nette ; mange peu ; pas de vomissements, pas de douleurs. Urines normales. Il veut toujours se sauver et on est obligé de le surveiller, car il a toujours des idées de suicide.

30 septembre. Il est très faible ; ce matin il a eu une syncope qui a duré une demi-heure, il est très pâle et on n'entend rien au cœur.

1er octobre. Pouls lent ; 44 pulsations à la minute ; estomac très dilaté par les gaz, sans induration nulle part, pas d'œdème des membres inférieurs.

Le 2. Amaigrissement squelettique. Le malade ne se nourrit plus. Somnolence.

Le 3. Il s'éteint sans agonie à 6 heures du matin.

Autopsie le 4 octobre. — Encéphale. les artères basilaires et sylviennes sont indemnes. Rien du côté de la protubé-

Le *rein gauche* ne présente que le tiers du volume d'un rein normal. La surface est parcourue par des sillons très peu profonds qui lui donnent un aspect lobé. La capsule se décortique aisément; la surface est lisse, jaune pâle; le bassinet énormément dilaté; les calices, également très distendus, creusent le rein d'anfractuosités, au fond desquelles les papilles refoulées, perméables toutefois, font à peine saillie.

La substance corticale et surtout les pyramides sont très atrophiées.

Le *rein droit* pèse 180 gr., est mou, lisse, blanc jaunâtre. Il possède deux uretères superposés selon le grand diamètre de l'organe, avec deux bassinets indépendants. Les bassinets sont modérément dilatés, l'inférieur plus petit que le supérieur. Les calices, très distendus, forment des loges de la capacité d'une olive; au fond se voit la saillie à peine accusée des papilles refoulées et atrophiées, mais dont les sommets sont criblés d'orifices demeurés perméables.

Pas de péricardite ni de plaques laiteuses.

Le *cœur est hypertrophié.* Il pèse 340 gr. L'hypertrophie porte exclusivement sur le ventricule gauche, dont la paroi dure, ferme, mesure près de 2 centimètres d'épaisseur. La cavité du ventricule gauche est plutôt dilatée que rétrécie. Oreillette gauche petite à parois minces.

Les parois du ventricule droit sont également très minces, et la cavité de ce ventricule semble diminuée par la saillie de la cloison hypertrophiée.

Les valvules mitrales et sigmoïdes sont saines et suffisantes.

Observation XI

Straus, *Arch. génér. médecine*, 1882.

Cancer de l'utérus. — Oblitération complète de l'uretère droit. — Hydronéphrose et atrophie considérable du rein droit. — Oblitération incomplète de l'uretère gauche.— Hypertrophie du ventricule gauche du cœur.

B..., 47 ans, entrée à l'hôpital Tenon, salle Ste-Geneviève, le 10 juin 1881, morte le 24 juin.

Autopsie. — Le cancer a envahi les parois du vagin, s'est propagé au bas-fond de la vessie, et oblitère complètement l'uretère droit, incomplètement l'uretère gauche.

L'uretère droit est dilaté, de la grosseur de l'index, distendu par de l'urine claire. Capsule du rein droit se détachant difficilement. Surface du rein lisse, à peu près uniformément jaune pâle. Cette couleur se retrouve sur les coupes. Dilatation du bassinet au point de pouvoir loger un œuf de poule. Dilatation considérable des calices. Au lieu de la saillie des papilles, dépression profonde due à l'atrophie des pyramides.

La substance rénale, tant corticale que médullaire, est réduite à une coque d'une épaisseur d'environ 1/2 centim. au niveau des calices, de 1 centim. au niveau des colonnes de Bertin. Poids dn rein droit (avec le bassinet), 80 gr.

L'uretère gauche est également distendu ; il a au moins le diamètre du petit doigt. Pas de dilatation appréciable du bassinet ni des calices du rein gauche. Le rein est néanmoins atrophié et ne pèse que 130 gr., lisse, pâle. Pyramides réduites de volume, mais ayant conservé leur forme et leur coloration. Substance corticale étroite, dure, jaune pâle.

Pas de péricardite. Le cœur, débarrassé du péricarde et des caillots, pèse 560 gr. L'hypertrophie porte exclusivement sur le ventricule gauche, ferme et bien contracté. Ses parois mesurent

2 cent. à 2 cent. 1/2 d'épaisseur. Hypertrophie à saillie très accusée des piliers. Oreillette gauche non dilatée ni épaissie. Parois du cœur droit minces. Sa cavité est un peu réduite par la saillie convexe de la cloison.

Les valvules mitrales et aortiques sont absolument saines, sauf un léger épaississement des valvules aortiques. Ni insuffisance ni rétrécissement.

A *l'examen microscopique* des reins de ces deux malades, on trouve des lésions comparables dans les deux cas. Les tubes tant contournés que droits sont considérablement rétrécis dans leur calibre, sauf cependant les tubes droits de la substance intermédiaire, qui sont, par endroits, énormément dilatés et remplis de petites cellules desquamées. L'épithélium demeuré en place est formé de petites cellules rondes, embryonnaires, qui par places remplissent la lumière du conduit. La membrane propre est très épaissie. Les glomérules offrent un volume normal, ou légèrement diminué, mais ils sont infiltrés de noyaux extrêmement nombreux ; quelques-uns sont totalement transformés en tissu fibreux. Les capsules sont épaissies et leur face interne est tapissée de nombreux noyaux. Epaississement très prononcé de la tunique externe et moyenne des vaisseaux. Les interstices intertubulaires sont visiblement élargis et remplis de noyaux et de tissu conjonctif vaguement fasciculés, mais il n'existe pas de plaques scléreuses.

A l'examen microscopique des deux cœurs, absence de myocardite interstitielle. Toutefois le tissu conjonctif interfasciculaire du cœur, dans l'observation I, est légèrement épaissi, et il y existe également un faible degré de périartérite des artérioles cardiaques.

Observation XII

Artaud. *Revue de médecine*, 1883.

Cancer de l'utérus. — Oblitération de l'uretère gauche. — Atrophie du rein correspondant. — Hypertrophie du ventricule gauche du cœur.

Ch..., Henriette, 54 ans, entrée le 15 décembre 1881 à l'hôpital Tenon, salle Ste-Thérèse, lit n° 22, morte le 16 février 1882.

Autopsie. — Cancer du col ayant envahi la moitié antérieure du corps, la paroi antérieure du vagin et le bas-fond de la vessie. Epaississement énorme de la cloison vésico-vaginale qui mesure 2 centim. ; petites végétations épithéliomateuses à la surface de la muqueuse vésicale.

Les uretères sont au nombre de trois, deux à gauche, un à droite. Celui de droite est légèrement dilaté, mais perméable sur toute sa longueur. Les deux uretères gauches atteignent le volume d'une plume d'oie, et offrent de distance en distance sur leur trajet de petits renflements. L'un d'eux est oblitéré à son embouchure dans la vessie.

Le *rein gauche* est atrophié, pèse 120 gr. Le bassinet est distendu par de l'urine légèrement louche, et renfermant quelques leucocytes. Le rein se décortique facilement; sa surface, blanc jaunâtre, est lisse et ne présente ni granulations, ni kystes, ni dépressions cicatricielles. A la coupe, diminution notable des deux substances qui réunies ont une épaisseur de 12 à 15 millim.

Le *rein droit* pèse 200 gr., a conservé son volume et ses dimensions presque normales. Présente une surface lisse, non granuleuse, très pâle, parsemée de petites étoiles veineuses. Décortication facile, bien qu'en quelques endroits on enlève avec la capsule quelques débris de substance corticale. A la coupe, légère atrophie de la substance corticale, plaques jaunes dans la couche corticale et dans quelques rayons médullaires.

Le *cœur est nettement hypertrophié* et pèse 345 grammes. L'hypertrophie porte sur le ventricule gauche dont les parois mesurent 18 millimètres, tandis que celles du ventricule droit ne mesurent que six. Les valvules cardiaques sont saines, souples et suffisantes. Il en est de même des valvules artérielles. Pas d'athérome de la crosse de l'aorte.

Le *foie* pèse 1150 gr. Pas de périhépatite. Forte dépression à l'insertion du ligament suspenseur. Le lobe gauche présente à son extrémité un îlot hépatique des dimensions d'une pièce de 5 francs, qui est rattaché au foie par quelques tractus conjonctifs et vasculaires. A la coupe, aspect légèrement graisseux, contour des acini peu nets : aucune trace de néoformation conjonctive. Cholédoque perméable, pas de calculs dans la vésicule.

La *rate* petite, molle, pèse 105 gr., sans dégénérescence amyloïde.

Le lobe inférieur du poumon droit est le siège d'une broncho-pneumonie récente, à forme pseudo-lobaire.

Observation XIII.

Artaud. *Revue de médecine*, 1883

Cancer de l'utérus. — Compression de l'uretère droit. — Distension du bassinet et atrophie consécutive du rein. — Hypertrophie du ventricule gauche du cœur.

Ev., Marie, salle Sainte-Thérèse, n° 12, morte le 15 mai 1882, dans le coma avec élévation de température.

Autopsie. — Epithélioma du col ayant envahi la presque totalité du corps de l'utérus, ayant respecté le vagin et le bas-fond de la vessie. Sur les parties latérales de l'utérus, masses ganglionnaires énormes, qui englobent l'uretère droit dont la lumière est complètement effacée ; au-dessus du point de compression, dilatation en augmentant jusqu'au bassinet, où l'uretère atteint le volume du petit doigt.

Le *rein correspondant* est très atrophié; le bassinet très distendu renferme 45 gr. de liquide contenant très peu d'urée et quelques globules blancs. Le rein lui-même pèse 75 gr. Il se décortique facilement. Sa surface est lisse, sans granulations. Sa couleur est uniformément blanc jaunâtre. A la coupe, même coloration. Diminution extrême des deux substances qui mesurent tout au plus un centimètre.

Le rein du côté opposé est également atrophié et son poids est de 120 gr.

L'uretère de ce côté est légèrement dilaté ainsi que le bassinet. Le rein est dur à la pression, lisse, se décortiquant aisément. A la coupe, les deux substances présentent la même coloration pâle anémique ; dans la substance intermédiaire, injection vasculaire assez vive. Surcharge graisseuse autour des calices et du bassinet.

Le *cœur* est très hypertrophié et cette hypertrophie porte exclusivement sur le ventricule gauche, dont les parois mesurent 2 centim. d'épaisseur. Le poids du cœur est de 410 gr. Les valvules auriculo-ventriculaires et artérielles sont saines et suffisantes. Pas d'adhérence de la crosse de l'aorte, pas de liquide dans le péricarde.

Observation XIV

(Artaud, *Revue de Médecine*, 1883.)

Cancer de l'utérus. — Compression de l'uretère droit. — Atrophie du rein. — Hypertrophie du ventricule gauche du cœur.

L..., Félicie, 39 ans, Sainte-Geneviève, nº 8. Morte le 24 février 1882.

Autopsie. — Cancer du col et de la partie supérieure du vagin, ayant envahi la vessie et oblitéré l'uretère droit, qui est dilaté et gros comme le petit doigt. Cette dilatation atteint le bassinet qui est très distendu et renferme 70 gr. d'un liquide louche (à l'examen, leucocytes, traces d'urée et d'albumine; 1,000 gr. du liquide renfermeraient 1 gr. 45 d'urée). La tumeur formée par le bassinet distendu masque en partie le rein, qui est très atrophié et pèse 50 gr. La surface du rein est lisse, jaune pâle, sans adhérences avec la capsule. L'intérieur du rein est transformé en une série de logettes séparées par des cloisons fibreuses, des dimensions d'une olive; au fond de ces logettes on aperçoit les papilles perméables. La substance rénale, par suite de ce refoulement, est très atrophiée, et ses dimensions varient entre 5 et 10 millimètres.

Le rein du côté opposé est presque normal comme dimensions et comme poids. Il pèse cependant 180 gr. Il est dur à la pression et à la coupe. Il se décortique sans se déchirer, et sa surface, lisse, est blanc jaunâtre. La substance médullaire a conservé ses dimensions; la substance corticale, un peu épaissie, est parsemée de lignes jaunes, d'une teinte plus accentuée que le reste de l'organe.

Le *cœur* est très volumineux : il pèse 380 gr. L'hypertrophie porte exclusivement sur le ventricule gauche (2 centimètres d'épaisseur au niveau des piliers. Les valvules sont saines, et l'aorte n'est pas athéromateuse.

Les autres organes ne présentent aucune lésion intéressante à signaler.

Observation XV

(Artaud. *Revue de Médecine*, 1883.)

Cancer de l'utérus. — Compression des uretères. — Néphrite atrophique double. — Hypertrophie du cœur portant sur le ventricule gauche.

G..., Stéphanie, 64 ans, salle Sainte-Geneviève. Morte le 22 mars 1882.

Autopsie. — Cancer du col et du corps de l'utérus ayant envahi le vagin et le bas-fond de la vessie. Compression des uretères des deux côtés, et dilatation atteignant la grosseur d'une plume d'oie.

Les deux reins sont atrophiés, petits, pâles, à décortication facile, lisses, sans granulations. A la coupe des deux substances, très diminuées de volume, mesurent de 10 à 15 millimètres d'épaisseur suivants les points.

Le *rein droit* pèse 40 gr. Le *rein gauche*, 75 gr.

Le *cœur* pèse 270 gr. Il est le siège d'une hypertrophie portant exclusivement sur le ventricule gauche dont les parois mesurent de 15 à 18 millimètres d'épaisseur. Les autres parties du cœur, et en particulier le ventricule droit, paraissent atrophiées, quand on les compare au ventricule aortique. Les valvules sont saines, l'aorte un peu athéromateuse. Pas d'épanchement dans le péricarde, pas de surchage graisseuse dans les sillons ou à la pointe du cœur.

Le *foie*, très atrophié, ne pèse que 1,000 gr., pâle et légèrement graisseux.

La *rate*, très petite et couverte de néo-membranes, pèse 120 gr.

Au sujet de cette malade, M. Strauss nous fait remarquer que malgré le poids réel du cœur, 270 gr., il n'en existe pas moins une véritable hypertrophie du ventricule gauche, attendu que les autres parties du cœur et les autres organes de la malade sont manifestement atrophiés. Les reins pèsent 40 et 75 gr., le foie 1,000 gr., la rate 120 gr. Le cœur, pesant 270 gr., c'est-à-dire le poids normal, alors même que n'existerait pas l'hypertrophie du ventricule gauche que nous avons indiquée serait cependant hypertrophié, relativement aux autres o ganes.

Observation XVI

(Communiquée par M. le professeur Lépine. Weill, thèse de Lyon, 1882.)

Hypertrophie de la prostate. — Rétention d'urine. — Fièvre urineuse. — Hypertrophie du cœur.

H..., salle Sainte-Elisabeth, n° 9.

Début en 1870, de la rétention incomplète d'urine.

Autopsie, 1er décembre 1880.

Cœur flasque. Dilatation et hypertrophie du ventricule g auche. Orifices normaux. Presque pas d'athérome aortique.

Rate grasse, un peu molle. Foie un peu gras.

Poumons congestionnés.

Reins blancs volumineux. D'un côté un peu de rougeur du bassinet et des calices, de ce côté l'uretère est un peu dilaté. La vessie est énorme, la muqueuse a une teinte gris de fer. La prostate présente dans son ensemble une hypertrophie marquée, mais le lobe médian a un volume prédominant.

Observation XVII

(Communiquée par M. le professeur Lépine. Weill, thèse de Lyon, 1883.)

Papillome de la vessie. — Hydronéphrose. — Néphrite caséeuse. — Hypertrophie du cœur.

C..., C., 30 ans, charpentier, entré salle Sainte-Elisabeth, le 7 mars, mort le 14 mars.

Pas d'antécédents héréditaires. Alcoolisme. Pas de syphilis. Il y a trois ans, il présenta pendant trois mois des accès de fièvre intermittente tierce.

Le début de l'affection actuelle remonte à trois ans. A la suite d'une chute, sa miction devint douloureuse et ses urines furent teintées de sang. Il a beaucoup maigri depuis.

Aujourd'hui rétention d'urine avec incontinence par regorgement ; il est obligé de se sonder toutes les deux heures.

Le malade a un teint jaunâtre, il est dans un état de dépression notable. Il a 3 ou 4 selles diarrhéiques par jour. La palpation abdominale est douloureuse, surtout dans la fosse iliaque gauche. Le foie déborde de deux travers de doigt le rebord des fausses côtes.

Aux poumons, signes d'emphysème.

Le cœur présente un bruit de galop au niveau de la pointe qui occupe son siège normal.

Les urines sont pâles et albumineuses.

Autopsie, 16 mars. Cadavre sec, non infiltré.

Vessie très épaisse. Sa paroi postérieure présente deux excroissances pédiculées, molles et lobulées. L'une a le volume d'une mandarine, l'autre d'une noix.

Les deux reins sont volumineux, pâles, à capsule épaisse et adhérente. La substance corticale est blanche et épaisse à la coupe. Elle renferme surtout, au niveau du rein gauche, des îlots jaunes à contours irréguliers, qui paraissent être des foyers caséeux. Les calices sont très dilatés, surtout ceux du rein droit, et empiètent sur la substance médullaire qui est peu apparente. Ils ne touchent en aucun point aux lésions tuberculeuses signalées précédemment.

La rate est longue, mais plate et molle. Sa capsule est sans altération.

Le foie est volumineux, de couleur à peu près normale. A la surface, il présente quelques taches pâles. A la coupe, il est pâle d'une manière uniforme, un peu dur.

Le cœur est très volumineux. L'hypertrophie porte surtout sur le ventricule gauche. Elle s'accompagne de surcharge graisseuse.

Poumons très volumineux, emphysémateux à un haut degré dans toute leur étendue et surtout au sommet droit.

Observation XVIII

(Communiquée par M. le professeur Lépine Weill, thèse de Lyon, 1883.)

Calcul vésical énorme. — Hydronéphrose suppurée. — Hypertrophie du cœur.

C. P., 24 ans. Salle Ste-Elisabeth. Entré le 5 janvier 1878, mort le 24 mai 1879.

Pas d'antécédents héréditaires.

Le malade présente des symptômes de la pierre depuis l'âge de 15 ans.

Il a eu la fièvre typhoïde à 20 ans. Depuis deux mois et demi il présente des phénomènes de paraplégie avec douleurs très vives dans la région lombaire, avec miction douloureuse et difficile.

L'état général est bon. L'urine est légèrement albumineuse et abondante, 3,500 à 5,000 grammes par jour.

Pas de troubles de la sensibilité. Les mouvements des membres inférieurs sont plutôt gênés que diminués.

Le malade passe par des périodes successives d'amélioration et d'aggravation pendant lesquelles ses urines sont ammoniacales. Il fait plusieurs séjours à Longchêne, et meurt d'une pneumonie intercurrente.

Autopsie. — La vessie est rétractée et renferme un calcul volumineux, elliptique, pesant 150 gr. Les colonnes de la vessie sont développées d'une façon anormale. La muqueuse est épaissie, tomenteuse, couverte d'érosions.

Les uretères sont très distendus. Les calices et les bassinets sont dilatés et remplis d'un liquide purulent.

Les reins sont atteints tous deux d'hydronéphrose suppurée.

La substance rénale est réduite à une coque d'un centimètre et demi d'épaisseur autour de la poche purulente.

Capsule de la rate enflammée chroniquement et épaissie.

Le foie adhère au diaphragme par des néo-membranes fibreuses.

Le cœur pèse 370 gr. Il est légèrement adipeux. On ne constate aucune altération de l'endocarde.

Le poumon gauche est le siège d'une légère congestion.

Le poumon droit présente une hépatisation à son sommet, qui est blanchâtre et granuleux à la coupe. Le lobe inférieur est congestionné.

Observation XIX

(Communiquée par M. le professeur Lépine, publiée in *Lyon médical* 1880, par M. Soller, interne des hôpitaux. Weill, thèse de Lyon, 1883.)

Rétrécissement traumatique de l'uretère gauche. — Transformation kystique des reins. — Hypertrophie du ventricule gauche.

G. C..., 45 ans, menuisier, entré salle Ste-Elisabeth, 12 mai 1880. Pas d'antécédents héréditaires, ni morbides.

En 1870, il reçut dans l'hypochondre gauche, au-dessous des dernières côtes, un éclat d'obus qui ne pénétra pas et n'intéressa même pas la peau. Depuis il a gardé dans cette région une douleur continue, exaspérée par le froid et les changements de temps.

Un an et demi après cette accident, il présenta sans motif une épididymite gauche, qui suppura quelque temps et guérit sans retour.

Depuis il a présenté des phénomènes dyspnéiques, qu'il attribue à la douleur de l'hypochondre, et des battements de cœur au moindre effort. Ces phénomènes se sont aggravés depuis quelque temps et ont obligé le malade à cesser tout travail.

A son entrée, on constata un faciès pâle, de l'oppression sans toux, de l'essoufflement et des palpitations de cœur par la moindre fatigue.

L'urine renferme de l'albumine et des cylindres granuleux. La papille oculaire droite présente quelques taches blanches et des points hémorrhagiques.

Les poumons présentent quelques râles sous-crépitants fixés aux bases, le cœur semble légèrement hypertrophié. L'aspect général du malade est celui d'un brightique.

Dans la suite, ces symptômes s'accentuent. Le malade prend successivement de l'ascite, de l'œdème des membres inférieurs, du tronc et de la face. Quelques jours après l'entrée, on trouve au cœur un bruit de galop qui a persisté, l'hypertrophie du cœur a augmenté, les battements du cœur ont varié de 90 à 120, mais ont toujours conservé une régularité parfaite.

Dans le courant de juin, on constata quelques symptômes cérébraux, précurseurs de l'urémie, ce furent d'abord de la céphalalgie, de la somnolence; ensuite, au commencement de juillet, il fut pris d'une véritable crise d'éclampsie, avec perte de connaissance; enfin le subdelirium survint en même temps que l'œdème se généralisait, que les battements du cœur devenaient plus faibles et qu'il s'établissait une congestion pulmonaire intense.

La mort arriva le 17 août.

A L'AUTOPSIE, on trouve un rein gauche atteint de dégénérescence kystique. L'organe est adhérent au tissu cellulaire ambiant. Le rein est d'un tiers plus gros que normalement. Il a un aspect rougeâtre et une surface bosselée par de petits kystes remplis d'une matière caséeuse, de pus ou de liquide séro-purulent. Ils sont séparés par des cloisons fibreuses assez épaisses.

Tout le tissu rénal a disparu et a été remplacé par ces kystes dont le volume moyen est celui d'une noix. Le bassinet est distendu et rempli de liquide séro-purulent qui communique avec la cavité des kystes de l'uretère. Celui-ci est très dilaté, ses tuniques sont épaissies. La dilatation s'arrête à la partie moyenne du conduit, où on trouve un rétrécissement considérable, admettant à peine l'introduction d'une tête d'épingle. Au niveau de ce rétrécissement, le tissu cellulaire ambiant est induré et enflammé chroniquement.

Le rein droit est fortement congestionné. Vessie normale. Foie volumineux et muscade.

Le cœur est graisseux, hypertrophié, surtout dans sa portion gauche, mais sans lésions valvulaires. La rate est volumineuse et très rouge.

Poumons congestionnés. Testicules remplis de tubercules. C'est la contusion de l'hypocondre gauche qui a enflammé le tissu cellulaire périurétéral et rétréci l'urèthre.

OBSERVATION XX

WEILL. Thèse de Lyon, 1883.

Carcinome de l'utérus. — Compression des uretères. — Hydronéphrose. — Hypertrophie du cœur.

R. V., 39 ans, service de M. le Dr Boucaud, médecin des hôpitaux.

Autopsie, 5 avril 1879. — L'observation clinique manque. L'utérus présente une tumeur blanchâtre, volumineuse, occupant le col et les culs-de-sac vaginaux où elle est ulcérée ainsi que le corps de l'utérus au niveau duquel elle adhère au rectum et à la vessie. Elle englobe l'origine des uretères. Ceux-ci sont dilatés.

Le rein droit est volumineux, blanchâtre avec quelques plaques violacées. La substance rénale est atrophiée au niveau des calices qui sont élargis et empiètent sur les pyramides. Dans leurs intervalles, elle a gardé son épaisseur normale et présente des stries blanchâtres dirigées vers l'écorce qui est jaune clair.

Le rein gauche est petit, dur, scléreux.

Rien au foie ni à la rate.

Au cœur, on trouve quelques végétations sur la face auriculaire de la valvule mitrale, sans insuffisance ni rétrécissement.

Le poids du cœur est de 350 grammes.

Poumons emphysémateux et œdématiés.

Le rocher est atteint d'ostéite purulente. On constate une phlébite des sinus longitudinal et latéraux.

Observation XXI

Prise dans le service de M. le professeur-adjoint Rambaud. Weill, thèse de Lyon, 1883.

Pyélite calculeuse. — Hydronéphrose. — Hypertrophie considérable du cœur, 930 grammes.

B. B..., 65 ans, entré salle Saint-Maurice, le 25 mars 1882, mort le 27.

Le malade entre dans un état voisin du coma. Tout ce qu'on peut tirer, c'est qu'il est malade depuis trois mois. Actuellement : œdème généralisé, cyanose, râles nombreux dans la poitrine ; expectoration muco-purulente.

On ne peut faire l'examen du cœur, ni des urines.

Autopsie. — Plèvres légèrement adhérentes, sans liquide Poumons un peu emphysémateux, œdématiés, et présentant de l'anthracosis. Péricarde normal, renfermant un peu de liquide.

Le cœur est très hypertrophié. Poids: 930 grammes.

Longueur de l'infundibulum à la pointe		13 c.
Largeur prise dans le sillon auriculo-ventriculaire		14
Epaisseur	Ventricule gauche, partie moyenne	2,5
	Cloison	2,7
	Ventricule droit	0,2
Circonférence de l'orifice	Mitral	11 »
	Tricuspidien	12 »
	Aortique	11,5
	Pulmonaire	9,5

L'endocarde est normal. Le myocarde est pâle, sans altération. Il y a un peu de surcharge graisseuse.

L'hypertrophie porte surtout sur le ventricule gauche. Les oreillettes sont très dilatées et contiennent de gros caillots noirs.

L'aorte est le siège d'une dilatation notable. Ses parois sont amincies et présentent de très légères plaques jaunâtres sans infiltration calcaire. L'orifice aortique est suffisant. Les valvules aortiques saines paraissent plus allongées qu'à l'état normal. Orifices coronaires sains.

L'aorte mince dans toute sa longueur, ne présente d'autre altération que la minceur de ses parois.

Le foie est muscade.

Le rein droit est très volumineux et atteint d'hydronéphrose. La substance corticale est amincie. Les calices et le bassinet sont très dilatés et enflammés par des calculs. Le rein gauche est volumineux également, mais sans hydronéphrose.

Urèthre et vessie intacts.

On constate deux hernies inguinales volumineuses et une ancienne arthrite du genou droit.

Examen microscopique : *Rein droit.* — Les coupes ont été faites sur le tissu rénal subsistant, dans lequel on ne pouvait distinguer l'écorce des pyramides.

Le tissu interstitiel est peu développé. Sur certains points, il est normal, sur d'autres, légèrement épaissi. La capsule, au contraire, présente un épaississement notable. Les tubes du rein sont pressés les uns contre les autres, ils apparaissent sous la forme de cylindres remplis de cellules. Celles-ci sont légèrement granuleuses, infiltrées de granulations graisseuses, leurs contours sont mal limités, elles possèdent, la plupart du temps, un noyau qui se colore par le carmin. Il en est qui sont uniquement constitués par des agglomérations granuleuses.

Les différents tubes se confondent. Les cellules sont comme répandues en dehors des canalicules urinaires. On ne voit pas de cylindres.

En somme les tubes sont dilatés.

Les glomérules paraissent intacts, un peu rapetissés, déformés avec une capsule très légèrement épaissie.

Les artères présentent toutes de l'endartérite. Quelques-unes sont complètement oblitérées, la plupart ont leur lumière rétrécie.

Rein gauche. — La substance corticale est intacte en général. A l'extrémité des rayons médullaires, on voit des amas embryonnaires superficiels se continuant avec la capsule du rein, ce qui explique l'adhérence de celle-ci; ils se prolongent aussi sur un espace limité le long des rayons médullaires.

On trouve des noyaux fibrineux de même genre, mais plus petits, épais dans la profondeur de la substance corticale.

Les tubes contournés, ont, la plupart, conservé leur aspect normal : ils sont revêtus de grosses cellules granuleuses ; toutefois quelques-uns d'entre eux sont tapissés de cellules cubiques, claires, colorées par le carmin.

La lumière des tubes n'est oblitérée que par des débris épithéliaux, mais dans les anses de Henle, on trouve des cylindres hyalins. Les tubes collecteurs sont dilatés, et au voisinage de la papille, présentent tous dans leur cavité des concrétions d'acide urique que l'on fait sourdre par la pression. Les glomérules et les vaisseaux ne sont le siège d'aucune lésion.

Les concrétions d'acide urique se voient également dans la substance corticale où elles siègent dans les tubes contournés renflés en forme de kystes.

Le myocarde, examiné avec soin, ne présente ni sclérose diffuse, ni plaques fibreuses limitées, ni altération parenchymateuse des muscles. Sa fibre musculaire est simplement hypertrophiée.

Observation XXII

Merklen. Thèse 1881.

Néphrite parenchymateuse aiguë. — Pleurésie double et péritonite. — Hématurie et anurie. — Hypertrophie du ventricule gauche. — Mort.

D... J..., âgé de 20 ans, garçon maçon, entre le 16 avril 1880 dans le service de M. le Dr Millard, hôpital Beaujon, salle Saint-Louis, n° 14.

Ce malade ne présente aucun antécédent héréditaire qui mérite d'être noté ; il y a deux ans, il a eu une pleuro-pneumonie.

Actuellement, cet homme est malade depuis quatre ou cinq jours. Pas de scarlatine antérieure, pas de refroidissement appréciable; mais il y a eu lieu de tenir compte de l'abaissement subit de la température qui s'est manifesté ces jours derniers. La maladie a débuté par un œdème de la face ; après un repos de deux jours, puis une reprise de travail, œdème des jambes et bronchite légère sans phénomène général, ni accident nerveux. Le malade ne s'est aperçu d'aucune modification dans la quantité de ses urines.

16 avril. On constate à son entrée une bouffissure caractéris-

tique, avec pâleur blafarde de la face, de l'œdème des jambes; pas d'éruption. Léger trouble de la vue. Bronchite légère. Bruits du cœur exagérés, bruit de galop s'entendant par moments seulement dans toute la région précordiale, plus accusé à la pointe, où il existe un léger dédoublement du premier temps. Urines foncées, renfermant des nuages comparables à du mucus, se prenant en masse par la chaleur et l'acide nitrique. Quantité : 8 à 900 grammes.

Prescription. — Régime lacté. Ventouses scarifiées sèches sur la région lombaire.

Le 23. Le malade, probablement à la suite d'un nouveau refroidissement, a été pris de douleurs à la base du côté gauche. On constate actuellement du frottement pleurétique aux deux bases, surtout à gauche.

Le 24. Signes d'un épanchement pleurétique double; souffle, égophonie, suppression des vibrations aux deux bases. Ventouses sèches. Purgation.

Le 25. Etat stationnaire de l'épanchement pleurétique, progrès de l'hydropisie, qui gagne les bourses de l'abdomen. Vésicatoire à ne laisser que quelques heures sur le côté gauche.

Le 27. Disparition complète du souffle; persistance des frottements. Urines toujours albumineuses, foncées.

1er mai. Le malade, après une période d'amélioration, est pris d'un violent frisson avec vomissements.

Le 2. T. 39°,8. Pas de localisation autre que des douleurs abdominales ; vomissements assez fréquents.

Le 3. Urines rares, sanguinolentes. Œdème considérable des diverses régions. Ventre douloureux à la pression. Péritonite probable.

Rien au cœur. Urines, 450 grammes.

Le 4. Urines de vingt-quatre heures : 126 grammes, sanglantes. Examinées au microscope, elles renferment de très nombreux cylindres, les uns purement fibrino-globulaires, les autres recouverts de cellules épithéliales.

Le malade a pris hier un vomitif. Il ne se plaint d'aucun

phénomène nerveux, ni céphalée, ni troubles de la vue, mais de douleurs violentes revenant sous forme de coliques, surtout vers la moitié supérieure de l'abdomen, et d'une gêne respiratoire assez grande. Rien à noter du côté du thorax. Cœur normal comme bruits ; mais sa matité est augmentée dans le sens vertical, et dépasse inférieurement les limites normales. Œdème considérable et acite.

Soir. Pas d'urine depuis hier soir à 4 h.; le cathétérisme ne donne issue qu'à 50 grammes de ce liquide toujours très sanguinolent, mais renfermant moins de cylindres fibrineux, et au contraire de nombreuses cellules granuleuses.

Pas de diarrhée, ni de vomissements, mais nausées continuelles.

Pas de sueurs ; peau sèche.

Numération des globules sanguins : 2,583,000.

Lavement purgatif. Ventouses sèches.

Le 5. Le malade se trouve mieux. Néanmoins, depuis le cathétérisme d'hier soir, il n'a rendu que 40 à 50 grammes d'urine toujours sanguinolente, mais moins foncée que celle d'hier.

Le lavement purgatif a agi ; moins de douleurs et moins de dyspnée.

24. Respirations. Pouls, 72.

Cœur ne présentant rien de spécial ; premier bruit un peu prolongé.

Angine érythémateuse. Langue très sale, saburrale.

M. Millard prescrit un éméto-cathartique, puis de l'eau de Contrexéville, dans le but d'activer la sécrétion urinaire.

Soir. Amélioration. Urine rare, renfermant très peu d'urée : 4 grammes par litre environ.

Le 6. Pas de miction dans la nuit. Le malade meurt à 8 h. du matin, se disant étouffé.

Autopsie. — L'œdème persiste après la mort. On constate sur le cadavre une dilatation très prononcée des veines du thorax et des membres supérieurs.

Poumons et plèvres. — Adhérences assez complètes du poumon droit, naissantes et peu solides. A gauche, épanchement séro-sanguinolent peu considérable ; les deux poumons sont très congestionnés.

Ecchymoses sous-pleurales à la base des deux poumons. Emphysème de leur bord antérieur.

Cœur. — Pesant 375 gr. non ouvert, vidé des caillots principaux. Dilatation de l'oreillette droite. Hypertrophie considérable du ventricule gauche.

Abdomen. — Péritonite avec épanchement séro-purulent, fausses membranes à la partie postérieure.

Foie. — Gras, présentant de nombreuses petites ecchymoses vers son bord postérieur, ainsi qu'à la face inférieure du petit lobe. Poids, 950 gr. A la coupe, congestion énorme.

Rate. — Rien à noter, à part un peu de développement des vaisseaux de la capsule.

Reins. — Triplés de volume, d'un rouge vineux.

Poids : le gauche, 350 gr.; le droit, 325 gr.

La capsule, peu adhérente, présente des vaisseaux très développés. La surface du rein décortiqué est lisse, présente un granité rougeâtre, dû évidemment à des vaisseaux très développés. A la coupe des reins, on constate une tuméfaction prononcée, avec pâleur de la substance corticale, et une congestion violacée des pyramides de Malpighi. Au niveau de la zone limitante, les vaisseaux radiés sont particulièrement saillants sur le fond pâle de cette substance.

Estomac. — Vascularisation très prononcée de la muqueuse. Petites taches ecchymotiques agglomérées.

Intestin grêle. — Développement très prononcé des vaisseaux de la muqueuse.

Cerveau. — Stase veineuse très considérable des méninges ; état criblé et sablé de la substance cérébrale. Pas d'excès de liquide céphalo-rachidien.

Examen histologique des reins et du cœur. — Sur des coupes faites après séjour des fragments du rein dans l'acide osmique au 1/100 et l'alcool absolu, on constate que la

plupart des tubuli de la substance médullaire, et une bonne partie des tubes contournés, sont absolument obstrués par des globules sanguins au milieu desquels on voit çà et là des vacuoles claires et arrondies, qui ne peuvent être que les boules albumineuses décrites par Cornil. On peut, du reste, retrouver cette lésion en voie de formation, en examinant avec soin l'épithélium des tubes contournés. L'altération vacuolaire s'y retrouve dans ses divers stades. Sur un grand nombre de points, l'épithélium de ces tubes est détruit ou desquamé et libre dans la cavité de ces canalicules, tandis que l'épithélium des tubes collecteurs paraît intact. L'hémorrhagie n'est pas seulement intratubulaire, mais par place elle est interstitielle.

Dans les espaces lymphatiques qui entourent les tubuli, il existe des cellules lymphatiques en grand nombre.

Sur des coupes durcies par l'acide picrique, la gomme et l'alcool, et colorées par le picro-carminate d'ammoniaque, on constate qu'il n'existe aucune trace de néphrite interstitielle chronique; c'est à peine si on rencontre çà et là des traces de prolifération embryonnaire.

En résumé, les lésions histologiques de ces reins consistent en une néphrite exsudative, avec engouement sanguin et dilatation des tubuli.

Des fragments du ventricule gauche examinés au microscope ne permettent pas de constater de lésions aiguës du myocarde; la particularité à noter, c'est l'existence de cloisons fibreuses assez nombreuses, qui séparent les faisceaux musculaires, et d'un peu de sclérose périvasculaire.

Nous rapportons cette observation intéressante, qui montre qu'une lésion parenchymateuse aiguë du rein à évolution rapide, sans lésion interstitielle, a entraîné cependant l'hypertrophie du ventricule gauche et un commencement de sclérose du myocarde et de périartérite. Il faut admettre, il nous semble, dans ce cas que la lésion du rein existait déjà depuis un certain temps sans symptômes très marqués jusqu'au jour où une poussée aiguë a déterminé la mort.

Observation XXIII

Carpentier-Méricourt. *Soc. anat.*, 1874. Merklen. Thèse, 1881.

Anurie et urémie dans un cancer de l'utérus.

... Cancer de vagin et de l'utérus ayant détruit la portion vaginale du col.

Au bout de quelques jours de séjour à l'hôpital, la malade fait remarquer qu'elle urine bien moins ; en même temps, elle a des nausées plus fréquentes ; puis elle se met à vomir les jours suivants ; ces vomissements ne présentent pas de caractère spécial, pas de coloration noirâtre ; ils surviennent aussi bien avant qu'après l'ingestion des aliments. L'examen attentif de la région épigastrique ne fait constater aucune tumeur ni à l'estomac, ni au foie.

La malade a perdu tout appétit, accuse une soif vive ; elle ne prend plus que du lait, de l'eau de Seltz et de la glace. Mais les vomissements persistent, fréquents dans la journée, alternant avec des hoquets qui fatiguent cruellement la malade. Cet état et les douleurs lancinantes dans le petit bassin, dans les cuisses, empêchent tout sommeil, et la malade prie instamment qu'on la fasse dormir. Deux injections de chlorhydrate de morphine sont faites ; mais on ne les continue pas, sur la demande de la malade, qui les accuse de la rendre « toute drôle » et de ne pas la faire dormir du tout.

La persistance des vomissements, en même temps que la lenteur du pouls, l'abaissement à la main de la température du corps, portent M. Beaumetz à diagnostiquer des accidents d'urémie, tenant probablement à une compression des uretères par la tumeur du bassin.

La température axillaire prise le 21 février, au matin, est de 30° ; le soir, à la visite, la malade était morte : elle s'était éteinte pour ainsi dire, par surprise, après avoir causé avec sa voisine, avec la religieuse du service, ayant conservé sa connaissance jusqu'au bout et sans avoir rien présenté d'extraordinaire, ni coma ni convulsions. Dans la journée, elle paraît cependant avoir eu moins de nausées, mais des hoquets fréquents sans vomissements. Elle se plaignait aussi d'être fatiguée et essoufflée.

Autopsie, vingt-neuf heures après la mort. — Cadavre ayant un notable embonpoint, face pâle, anémiée, mais pas de teinte jaune paille ; à la coupe, épaisseur considérable du tissu adipeux.

Poumons. — Rien. Un noyau induré au sommet gauche seulement.

Cœur. — Couvert d'une couche considérable de graisse. Cor bovis. Hypertrophie considérable des parois du ventricule gauche. Dilatation uniforme de l'aorte avec signes d'aortite, plaques jaunâtres, molles sous la séreuse, non indurées. Rien aux valvules, pas de caillots.

Foie, rate, intestins. — Normaux.

Estomac. — Vide, un peu de lait caillé seulement. Pas d'altération.

Organes génito-urinaires. — Reins différents de volume et d'aspect.

Le rein droit, plus volumineux, plus allongé, et très chargé de graisse. Il est assez difficile d'enlever l'enveloppe des reins : elle est très épaisse, très adhérente en certains points, à l'extrémité supérieure par exemple, où elle recouvre une sorte de cicatrice du rein. En ces points, la face interne de la capsule est très vasculaire.

M. Liouville, qui a examiné les reins, y a constaté de la néphrite, une sclérose qui paraît également prononcée dans la substance corticale et la substance médullaire, avec atrophie d'un certain nombre de glomérules de Malpighi. Les reins présentent les dimensions suivantes : rein gauche, un peu atrophié, paraît légèrement arrondi ; longueur, 11 centimètres ; largeur, 4 centimètres ; épaisseur, 3 centimètres.

Rein droit, assez volumineux, allongé ; longueur 13 centimètres ; largeur, 7 centimètres 5 millièmes ; épaisseur, 3 centimètres.

Uretères dilatés. Aspect de deux cordons blanchâtres, transparents, ressemblant à l'intestin grêle de l'enfant. Comme les reins, ils offrent entre eux des différences : à gauche, bassinet très dilaté, aplati, il a une longueur de 3, 5 centimètres. Uretère très dilaté aussi : 4 centimètres de circonférence.

A droite ; bassinet peu dilaté, aplati, 1 centimètre ; uretère moins dilaté, plus à la partie inférieure, 3 centimètres de circonférence. On peut suivre le trajet des uretères et les isoler des parties voisines jusqu'au point où ils vont contourner l'utérus ; là, ils sont englobés dans une masse dont il est impossible de les isoler ; ils ne sont pas froncés, ils ne paraissent pas brusquement rétrécis. En pressant fortement de haut en bas sur l'uretère distendu, on peut faire sourdre dans la vessie quelques gouttes de liquide entraînant avec lui de petits grumeaux blanchâtres, identiques à ceux que nous retrouvons dans la masse cancéreuse. L'uretère gauche contenant plus de liquide, on fend le rein, et le liquide recueilli est examiné au laboratoire de l'Hôtel-Dieu par M. Roux.

On a constaté la présence d'un peu d'ammoniaque, et peut-être y avait-il de l'urée, mais l'examen a été fait trois jours après la mort, la présence dans le liquide de matières organiques, cellules épithéliales, globules blancs et rouges, pourrait expliquer la présence de l'ammoniaque. Pas de cristaux d'acide urique au microscope.

Vessie. — Peu d'urine, dans laquelle flottent quelques grumaux blancs ayant l'aspect de grains de semoule agglomérés ;

graisse détachée d'une plaque cancéreuse, dure, occupant le bas-fond de la vessie : on distingue sur cette plaque deux saillies, en forme de virgule, dont la base regarderait l'orifice des uretères qu'elle oblitère et dont le sommet se reliant à celui du côté opposé forme une sorte de rigole conduisant à l'orifice vésical de l'urèthre. Les autres portions de la vessie sont indemnes. L'urèthre a sa muqueuse congestionnée et striée de fins vaisseaux parallèles à sa direction.

Utérus. — Envahi à peu près totalement par le cancer, sauf dans le tiers supérieur qui est mollasse et contient dans la cavité un liquide roussâtre, avec détritus blancs jaunâtres. En pressant entre les doigts la vessie, la portion inférieure de l'utérus et le vagin, on ne sent qu'une tumeur dure, faisant deux saillies notables de chaque côté de la ligne médiane. Si l'on fend l'utérus et le vagin, on voit que ce dernier se confond insensiblement avec le corps de l'utérus (on ne distingue plus le col), transformé en une masse cancéreuse blanchâtre, granitée. Au niveau de l'orifice vésical de l'uretère droit, il y a un ramollissement et une désagrégation notable de la tumeur ; il s'est formé là une sorte de caverne qui n'est séparée de l'intérieur de la vessie que par une mince cloison que l'on romprait facilement. Il se serait, en ce point, bientôt formé une fistule vésico-utéro-vaginale. Les ovaires portent chacun un kyste, plus volumineux à droite (un œuf de poule). Par la pression, on fait refluer un peu de liquide dans la trompe droite.

Rectum. — Pas d'altération de la muqueuse. Le cancer n'a par encore gagné ses parois.

CONCLUSIONS

I. — Dans la néphrite interstitielle chronique l'hypertrophie du ventricule gauche est la règle ; dans les autres formes du mal de Bright elle est assez commune ; enfin dans toutes les autres affections des reins, soit primitives, soit consécutives à des lésions de ses voies excrétoires, elle se rencontre lorsque certaines conditions sont réalisées.

II. — Le résultat commun à toutes ces maladies est de rendre impropre à la sécrétion un certain nombre d'éléments anatomiques des reins. Elles agissent de différentes manières. Les inflammations primitives des reins, aiguës ou chroniques, débutent presque toujours par la cellule épithéliale qu'elles altèrent. Les autres affections du rein détruisent plus ou moins de son parenchyme, soit par envahissement et substitution (tubercules, cancer, etc.), soit par néphrite secondaire (pyélo-néphrite suppurée), soit par arrêt complet ou difficulté dans l'excrétion des urines (calculs de l'uretère, compression des uretères, etc.).

III. — La conséquence immédiate de l'altération du

rein est un trouble apporté dans la qualité et la quantité des urines sécrétées. La quantité, qui seule nous intéresse dans les maladies chroniques, doit, tout d'abord, être diminuée proportionnellement au nombre des tubes urinaires détruits. La quantité non éliminée reste dans le sang et augmente la masse sanguine, d'où élévation de la tension artérielle.

IV. — L'augmentation de la tension artérielle crée pour le cœur et les artères un surcroît de travail qui détermine l'hypertrophie du ventricule gauche et l'hypertrophie de la couche musculaire des petites artères. Par ce mécanisme la lésion rénale sera compensée ; car plus de sang passera et plus rapidement dans les glomérules sains ou moins malades. L'hypersécrétion de ces tubuli compensera et au delà, pour un temps tout au moins (néphrite interstitielle chronique), le défaut de sécrétion dans ceux qui sont détruits. Mais le cœur et les artères se fatigueront à la longue, d'autant mieux que la lésion rénale réduit de plus en plus le champ sécrétoire ; et, ce surcroit de travail déterminera la sclérose dans les tissus hypertrophiés. Cette sclérose débutera par les artérioles et encore par les artérioles des organes dans lesquels la circulation a été la plus active, tels que : le rein, le cœur.

V. — Le type de ces lésions scléreuses est la néphrite interstitielle chronique. Dans les autres maladies des reins on peut les rencontrer à différents degrés. Nous les avons constaté, tout au début, dans deux cas d'hydronéphrose double. En somme dans tous les cas ces lésions sont de même ordre, elles ne diffèrent que par leur âge.

VI. — Les conditions nécessaires pour que l'hypertrophie du ventricule gauche se produise tiennent à l'âge, à la durée de l'affection, à l'état général du sujet. La néphrite interstitielle chronique les remplit toutes, aussi l'hypertrophie du cœur et l'artério-sclérose s'y rencontrent presque toujours. Dans les autres affections du rein on ne trouve ces lésions qu'autant que les conditions que nous avons indiquées sont plus ou moins remplies.

INDEX BIBLIOGRAPHIQUE

Potain. — *Du Rythme cardiaque appelé bruit de galop*. Mémoires de la Société médicale des hôpitaux, 1875.

Charcot. — *Leçons sur les cirrhoses épithéliales*. Progrès médical, 1878.

Pitres. — *Des hypertrophies et des dilatations cardiaques indépendantes des lésions valvulaires*. Thèse agrég. 1878.

Charcot et Gombault. — *Néphrite saturnine*. Archives physiol. 1879.

Debove et Letulle. — Archives générales de médecine, 1880.

H. Martin. — *Recherches sur la nature et la pathogénie des lésions viscérales consécutives à l'endartérite oblitérante progressive*. Revue méd. 1881.

Charcot. — *Maladie de Bright*. Rev. méd. 1881.

G. Ballet. — *Contribution à l'étude du rein sénile*. Rev. méd. 1878.

Weill. — *De l'hypertrophie du cœur dans les affections des voies excrétoires de l'urine*. Thèse, Lyon, 1883.

Straus et Germont. — *Des lésions histologiques du rein chez le lobage après la ligature de l'uretère*. Archives de physiologie, 1882.

Straus. — *Des lésions rénales dans leur rapport avec l'hypertrophie cardiaque*. Arch. gén. méd. 1882.

Artaud. — *Hypertrophie du cœur dans le cancer de l'utérus*. Revue de médecine, 1883.

Cornil et Brault. — *Etude sur la pathologie du rein*, 1884.

Duplaix. — *Contribution à l'étude de la sclérose*. Th. Paris, 1881.

Pineau. — *Antériosclérose et néphrite interstitielle considérées dans leurs rapports*. Paris, 1884.

Lancereaux. — *Néphrites artérielles, manifestations morbides qui les accompagnent et les suivent*. Union médicale, 1885.

Sutton. — On diseases of the circulary organs in animals. Lancet, London, 1885.

Cornil. — Congrès périodique intern. des Soc. méd. Comptes rendus, 1884. Copenhague, 1885, c. soc. de path. gén.

H. Martin. — *Considérations générales sur la pathogénie des scléroses dystrophiques consécutives à l'endartérite oblitérante progressive.* Revue méd., 1886.

Haushalter. — *Recherches sur le cœur sénile.*

Gaucher. — *Pathogénie des néphrites.* Th agrég. 1886.

Letulle. — *Etat du myocarde dans l'artérite chronique des coronaires.* Bull. et mem. soc. med. d. populæum 1887.

Bartels. — *Maladies des reins.* Traduction et notes de M. Lépine.

Labadie-Lagrave. — Nécrologie clinique et maladies des reins.

— Dict. de méd. et de chir. pratiques, art. de *Reins.*

Lancereaux. — Dict. encycl. des sciences méd., art. *Rein.*

Rosenstein. — *Maladies des reins.* Traduc. fr., 1874.

A. Weber. — *Scléroses du myocarde.* Th. Paris, 1887.

Juhel-Renoy. — *Etude sur la sclérose du myocarde.* Th. Paris, 1882.

Huchard. — *De l'artério-sclérose.* France médicale, 2 et 4 juin 1885.

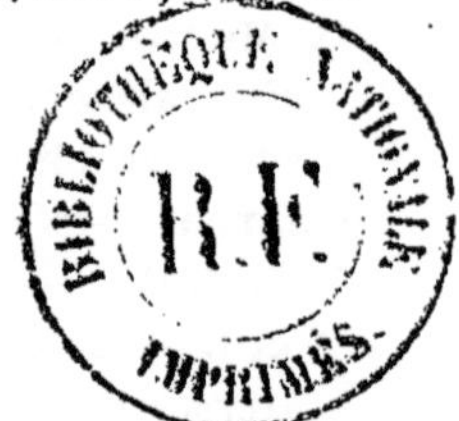

IMPRIMERIE LEMALE ET Cie, HAVRE

A LA MÊME LIBRAIRIE

HAHN, bibliothécaire en chef de la Faculté de médecine de Paris. — **Vocabulaire médical Allemand-Français,** contenant tous les mots techniques omis dans les dictionnaires allemands-français. Prix cartonné. . . . . **6** francs

HUEPPE et VAN ERMENGEM. — **Manuel technique de Microbiologie,** édition française.

Cette édition a pour base l'ouvrage du Dr HUEPPE, mais ce n'est pas à proprement parler une traduction, la matière et les figures étant plus que doublées dans l'édition française. 70 figures et 2 planches en chromo. Prix. . . . . **16** francs

HEYDENREICH (Alb.), professeur de clinique chirurgicale à la Faculté de Nancy. — **Thérapeutique chirurgicale contemporaine,** 1 vol. in-8 raisin de 300 pages. Prix **6** francs

BRADLEY. — **L'iodisme.** Pr. 5 fr.

DROUET, ancien interne des hôpitaux. — **De l'analgésie chloroformique dans les accouchements naturels.** Pr. 3 fr. 50

FESTAL, ancien interne des hôpitaux. — **Recherches anatomiques sur les veines de l'orbite, leurs anastomoses avec les veines des régions voisines,** avec planches. Pr. 3 fr.

JOCQS, ancien interne des hôpitaux. — **Des tumeurs du nerf optique.** Prix. . . . . 4 fr.

LAUMET. — **Rapports des éruptions cutanées avec les suppurations.** Prix. . . . 2 fr. 50

LUBET-BARBON, ancien interne des hôpitaux. — **Étude sur les paralysies des muscles du larynx.** Prix. . . . . . . 3 fr.

PIGNOL, ancien interne des hôpitaux. — **Recherches sur quelques signes stéthoscopiques.** Prix. . . . . . . 2 fr. 50

VALLIN, ancien interne des Hôpitaux. — **Situation et prolapsus des Ovaires,** avec planches. Prix . . . . 4 fr.

WEBER, ancien interne des hôpitaux. — **Contribution à l'étude anatomo-pathologique de l'artério-sclérose du cœur** (scléroses du myocarde), 2 planches en héliogravure. Prix 4 fr. 5

IMPRIMERIE LEMALE ET Cie, HAVRE

www.ingramcontent.com/pod-product-compliance
Ingram Content Group UK Ltd.
Pitfield, Milton Keynes, MK11 3LW, UK
UKHW020243220726
13923UKWH00002B/802

9 782019 654436